常用中药材及饮片快速识别

张贵君　主编

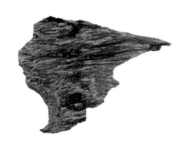

U0215363

中国林业出版社

图书在版编目（CIP）数据

常用中药材及饮片快速识别 / 张贵君等主编. —— 北京：
中国林业出版社，2014.12
ISBN 978-7-5038-7787-2

Ⅰ．①常…　Ⅱ．①张…　Ⅲ．①中药材－中药鉴定学②饮
片－识别　Ⅳ．①R282.5②R283.3

中国版本图书馆CIP数据核字（2014）第298316号

责任编辑　刘开运　李春艳　谷玉春
出　版　中国林业出版社（100009　北京市西城区德内大街刘海胡同7号）
E-mail　Lucky70021@sina.com
电　话　010-83143520
印　刷　北京卡乐富印刷有限公司
发　行　新华书店北京发行所
印　次　2015年2月第1次
版　次　2015年2月第1版
开　本　787mm×1092mm　1/16
印　张　10
字　数　200千字
定　价　80.00元

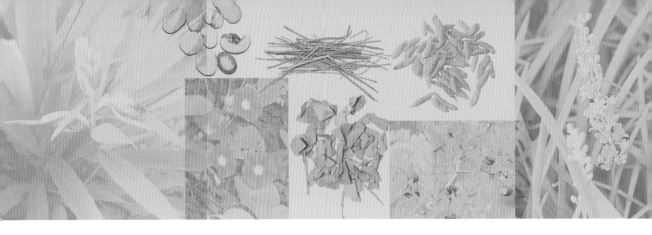

《常用中药材及饮片快速识别》
作者名单

主　编：张贵君

（以下按姓氏笔画顺序排列）

副主编：王晶娟　张　慧　杨红兵　杨扶德　陈代贤

　　　　图　雅　罗　容　钟　可　徐蓓蕾　黄林芳

编著者：于　玥　方士福　毛　莹　王明伟　王晶娟

　　　　刘一民　刘　娟　刘　薇　张贵君　张　慧

　　　　李西林　李　佳　李宝国　李素丽　李　硕

　　　　杨红兵　杨扶德　杨晶凡　陈代贤　周凤琴

　　　　图　雅　罗文蓉　罗　容　姚　强　姜　博

　　　　钟　可　徐蓓蕾　高　松　崔亚君　黄林芳

　　　　廖海达（新）　　蔡广知　裴志东　裴香萍

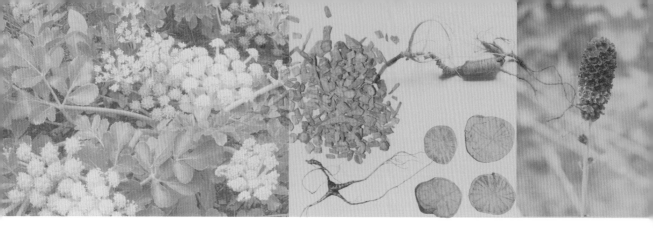

前　言

　　中药材是中药的原料，这一原料的基原是由作为药物原料的传承临床历史痕迹、物种及其生境、可药用部位及干燥程度、采收时间、产地及加工方法等综合构成，它是中药的前端物质。药材经过炮制加工后的产品称之为饮片，饮片有性味归经功效，属于药品；同一药材的不同炮制品属于不同的中药，临床上中医常配伍使用。在中医临床诊断准确的前提下，饮片的品种、配伍和剂型决定临床疗效，故对药材及饮片的安全性、有效性和稳定性进行科学鉴定十分重要，也是中药专业人员从事中药质量鉴定必须掌握的中药基本知识和基本技术之一。

　　近代中药发展的实践证明：影响中药发展的核心问题是质量标准问题。中药材及饮片质量是基于传承临床疗效的"辨状论质"理论。所以，中药材及饮片性状鉴别、药性和临床应用等知识是中药专业各层次的学生、中药执业人员、接受中药继续教育人员和中医药行业专业技术职称晋升应试人员必须掌握的重要专业知识之一。为了给广大中医药从业人员提供一部科学适用、好记易懂、简明扼要、重点突出、实践性强、知识覆盖面广泛的专业技术书籍，特组织编写了《常用中药材及饮片快速识别》一书。

　　本书依据全国高等医药院校规划教材《中药鉴定学》（张贵君主编，科学出版社）和《中药商品学》（张贵君主编，人民卫生出版社）基本内容、严格参照国家中药专业执业药师考试和全国卫生技术职称晋升中药专业考试大纲的具体要求，收载了学生必须掌握和中医药市场常见常用的中药材301种，用药材列目，以药用品种和性状鉴定要点为基本内容，涵盖常用中药饮片近1000种，每个品种项下包括药材基原、药用品名、鉴别要点、

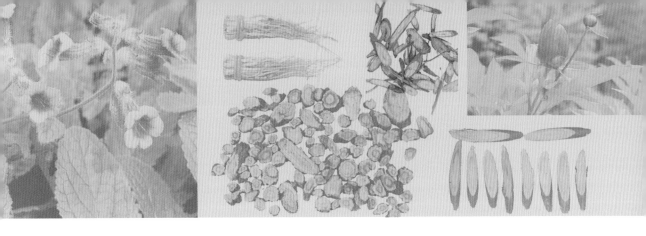

药用要点等项内容，并辅以高清晰彩图，充分体现了中药鉴定、中药商品与临床疗效对应的辨状论质原则。全书以图为主、知识点准确、文字精练、图文并茂、内容翔实、一目了然。

本书的编著者均是长期工作在中药鉴定和中药商品领域的一线专家，有明显的专业权威性和广泛的学术代表性。参加本书编写的单位有北京中医药大学、大连市药品检验所、大连大学、上海中医药大学、山东中医药大学、山西中医药大学、广西大学、中国中医科学院、中国医学科学院药用植物研究所、长春中医药大学、甘肃中医药大学、辽宁中医药大学、成都中医药大学、安徽中医药大学、佳木斯大学、佳木斯市中心医院、河南中医学院、哈尔滨商业大学、贵阳中医药大学、首都医科大学、湖北中医药大学、新加坡中药学院等单位。

本书是中药专业大、中专学生《中药鉴定学》《中药商品学》和《中药学》教学实践、实习和实验必备的参考书，亦可作为职称晋升和执业药师应试轻松复习的口袋书，也是广大中医药爱好者、患者和其他中医药专业人员工作、学习、使用的必备参考书。

本书在编写过程中，得到了中国林业出版社和中医药同道的大力支持，在此一并致以衷心地感谢。并敬请广大读者在使用过程中提出宝贵意见，使之不断提高和完善。

张贵君　于北京中医药大学

2014 年 12 月

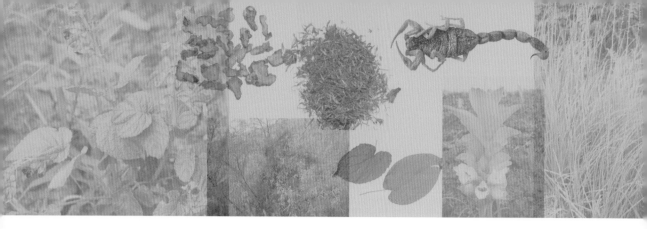

目 录

前言

一、植物类药材及饮片

（一）根及根茎类

1. 狗脊 Rhizoma Cibotii

药材基原 为蚌壳蕨科植物金毛狗脊 *Cibotium barometz* (L.) J. Sm. 野生品种的干燥根茎。主产于福建、四川等地。

药用品名 狗脊、熟狗脊。

药用要点 狗脊：祛风湿。

　　　　　熟狗脊：补肝肾，强腰膝。

　　　　　用量：6~12g。

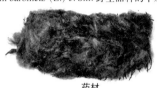

药材

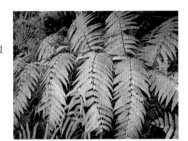

金毛狗脊植株

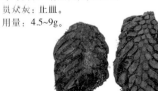

烫狗脊　　　　生狗脊　　　　熟狗脊

鉴别要点

● **药材** 呈不规则长条形或圆形。被金黄色茸毛和叶柄残基。切面浅棕色，周边不整齐，偶有未去尽的金黄色茸毛残留，近边缘处有1条凸起的棕黄色木质部环纹或条纹。微涩。● **熟狗脊** 呈黑棕色，木质部环纹明显。药材以体肥大、色黄、质坚实、无空心者为佳。饮片以厚薄均匀、坚实无毛者为佳。

2. 绵马贯众 Rhizoma Dryopteris Crassirhizomae

药材基原 为鳞毛蕨科植物粗茎鳞毛蕨 *Dryopteris crassirhizoma* Nakai 野生品种带叶柄残基的干燥根茎。主产于东北等地区，习称"东北贯众"。

药用品名 绵马贯众、贯众、贯众炭。

药用要点 绵马贯众：清热，解毒，杀虫。

　　　　　贯众炭：止血。

　　　　　用量：4.5~9g。

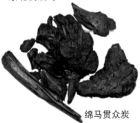

绵马贯众炭

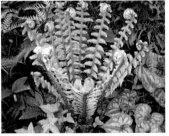

粗茎鳞毛蕨植株

药材

鉴别要点

● **药材** 倒圆锥形而稍弯曲，上端钝圆或截形，下端较尖。外表黄棕色至黑褐色，密被排列整齐的叶柄残基及鳞片。叶柄残基呈扁圆柱形，表面有纵棱线，质硬；断面呈棕色或深绿色，有黄白色小点5~7 (~13) 个，环列。气特异，味初微涩，后渐苦而辛。一般以个大、质坚实、叶柄残基断面棕绿色者为佳；断面变黑者不能药用。● **贯众炭** 不规则形，棕黑色。

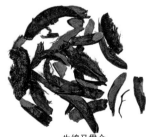

生绵马贯众

1

3. 骨碎补 Rhizoma Drynariae

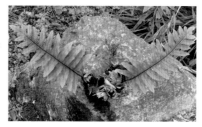

槲蕨植株

药材基原 为水龙骨科植物槲蕨 *Drynaria fortunei* （Kunze）J.Sm. 野生品种的干燥根茎。主产于湖北、浙江、广西、四川、广东、贵州、云南、江西、福建等地。

药用品名 骨碎补、制骨碎补。

药用要点 制骨碎补：补肝肾，续筋骨。
生骨碎补：活血止痛。
用量：3~9g。

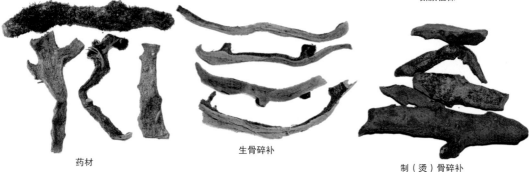

药材　　　　　　　　　　生骨碎补　　　　　　　　　制（烫）骨碎补

鉴别要点

　　药材 呈扁平长条状，多弯曲，有分枝。密被棕色至暗棕色的小鳞片，柔软如毛；呈深棕色至暗褐色。质轻脆，易折断，断面红棕色，有多数黄色维管束小点，排列成环。味微涩。以条粗大、色黄棕者为佳。

4. 细辛 Radix et Rhizoma Asari

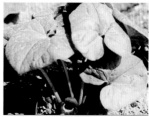

北细辛植株

药材基原 为马兜铃科植物北细辛 *Asarum heterotropoides* Fr. Schmidt var. *mandshuricum* （Maxim.）Kitag.、汉城细辛 *Asarum sieboldii* Miq. var. *seoulense* Nakai 或华细辛 *Asarum sieboldii* Miq. 栽培品的干燥根及根茎。北细辛与汉城细辛主产于辽宁，北细辛药材为主流商品和道地药材。华细辛主产于陕西、四川等地。

药用品名 细辛、北细辛。

药用要点 细辛：解表散寒，祛风止痛，通窍，温肺化饮。
用量：1~3g。

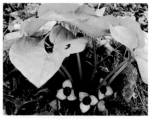

华细辛植株

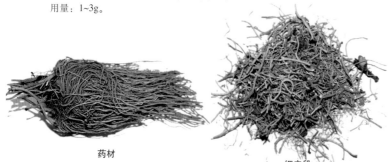

药材　　　　　　　　　　　　　　　细辛段

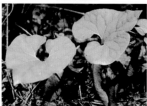

汉城细辛植株

鉴别要点

　　药材 常卷曲成团，根茎横生呈不规则圆柱状，有短分枝；根细长，密生节上。根茎表面灰棕色，粗糙，有环形的节分枝顶端有碗状的茎痕。根表面灰黄色，平滑或有纵皱纹。根断面平坦，黄白色或白色。气辛香，味辛辣，麻舌。以根灰黄、干燥、味辛辣而麻舌者为佳。

5. 大黄 Radix et Rhizoma Rhei

药材基原 为蓼科植物掌叶大黄 *Rheum palmatum* L.、唐古特大黄 *Rheum tanguticum* Maxim. ex Balf. 或药用大黄 *Rheum officinale* Baill. 栽培品的干燥根及根茎。前二种习称"北大黄"，后一种习称"南大黄"。主产于甘肃、青海、四川等地。大黄是四大北药材之一。

药用品名 大黄、熟大黄、酒大黄、大黄炭、清宁片。

药用要点 大黄：泻下攻积，清热泻火，利湿退黄。

熟大黄：泻火解毒，缓泻。

酒大黄：凉血解毒，逐瘀通经，善清上焦血分热毒。

大黄炭：凉血，止血。

清宁片：凉血解毒。

用量：3～15g。

禁忌：孕妇及月经期、哺乳期慎用。

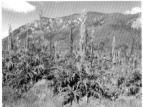

掌叶大黄植株

唐古特大黄植株

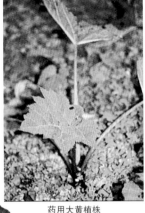

药用大黄植株

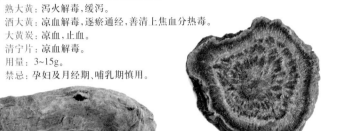

北大黄药材　北大黄片

南大黄药材　南大黄片

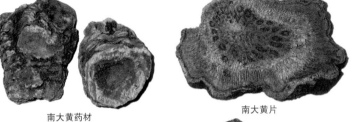

大黄片　酒大黄　熟大黄

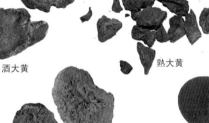

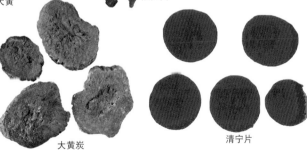

醋大黄　大黄炭　清宁片

鉴别要点

● **药材** 呈类圆柱形、圆锥形或块片状。黄棕色至红棕色，有的可见类白色网状纹理。断面淡红棕色或黄棕色，颗粒性；根茎髓部较大，有星点环列或散在；根形成层环明显，木质部发达，有放射状纹理，无星点。气清香，味苦微涩，嚼之粘牙，有砂粒感，唾液染成黄色。以外表黄棕色、体重、质坚实、锦纹及星点明显、有油性、气清香、味苦而不涩、嚼之发黏者为佳。● **熟大黄** 表面及断面均呈黑褐色。● **酒大黄** 表面深褐色，偶有焦斑。● **大黄炭** 表面焦黑色，断面焦褐色。● **清宁片** 为大黄粉末制成的圆形厚片，黑色，质细而坚硬，有特异香气。

3

6. 拳参 Rhizoma Polygoni Bistortae

药材基原 为蓼科植物拳参 *Polygonum bistorta* L. 野生品种的干燥根茎。主产于华北、西北等地区。

药用品名 拳参。

药用要点 拳参：清热解毒，收敛止血。
用量：4.5~9g。

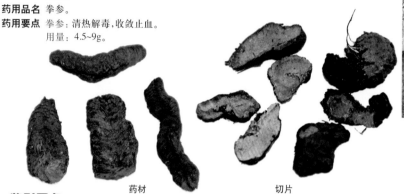

药材　　　　　　　切片

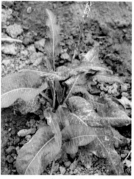

拳参植株

鉴别要点

　　药材 长条形或扁圆柱形，常弯曲。紫褐色或紫黑色，粗糙，一面隆起，一面稍平坦或略有凹槽，全体有密而粗的环纹及根痕。断面浅棕红色至棕红色，有环状排列的黄白色小点。味苦、涩。以个大、质硬、断面浅棕红色者为佳。

7. 何首乌 Radix Polygoni Multiflori

药材基原 为蓼科植物何首乌 *Polygonum multiflorum* Thunb. 栽培品的干燥块根。主产于广东、河南、湖北等地。

药用品名 生何首乌、首乌、制何首乌。

药用要点 生何首乌：润肠，解疮毒。
制何首乌：补肝肾，益精血。
用量：6~12g。

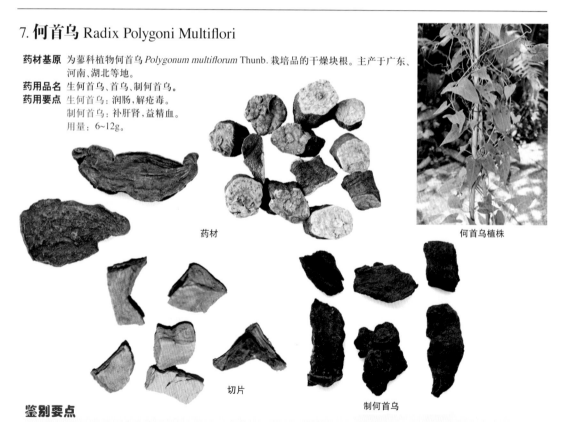

药材　　　　　　　　　　何首乌植株

切片　　　　　　　　制何首乌

鉴别要点

　　● **药材** 不规则纺锤形或团块状。红棕色或红褐色，皱缩不平，两端各有一个明显的根痕。质坚实，体重，切断面浅红棕色，粉性，皮部有"云锦状花纹"，中央形成层环明显，有木心。味微苦、涩。以体重、质坚、粉性足者为佳。● **制何首乌** 黑褐色，断面角质性。

8. 虎杖 Rhizoma et Radix Polygoni Cuspidati

药材基原 为蓼科植物虎杖 *Polygonum cuspidatum* Sieb. et Zucc. 栽培或野生品种的干燥根茎及根。主产于江苏、浙江、安徽、广东、广西、四川、云南、贵州等地。
药用品名 虎杖
药用要点 虎杖：活血定痛，清利湿热，止咳化痰。
用量：9~15g；外用适量，制成煎液或油膏涂敷。

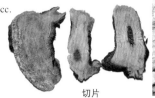
切片

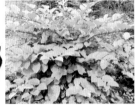
虎杖植株

鉴别要点

药材 圆柱形短段或厚片。横切片外皮棕褐色。横切片皮部薄，棕褐色，易与木部分离；木部宽广，棕黄色；根茎中心空洞状。味微苦、涩。以粗壮、坚实、断面色黄者为佳。

9. 商陆 Radix Phytolaccae Acinosae

药材基原 为商陆科植物商陆 *Phytolacca acinosa* Roxb. 及垂序商陆 *Phytolacca americana* L. 的干燥根。商陆主产于河南、湖北、安徽等地，垂序商陆产于山东、浙江、江西等地。
药用品名 醋商陆、生商陆
药用要点 醋商陆：逐水消肿，通利二便。外用解毒散结。
用量：3~9g。外用煎汤熏洗。
禁忌：孕妇禁用。

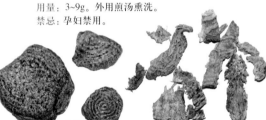
药材　　　切片

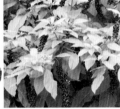
垂序商陆植株

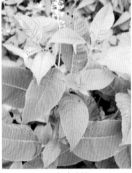
商陆植株

鉴别要点

● **药材** 纵切或横切的不规则块片，大小不等。横切片为不规则圆形，弯曲不平，边缘皱。纵切片为不规则长方形，弯曲或卷曲，木质部呈平行条状突起。外皮黄白色或淡棕色。切面浅黄棕色或黄白色，木部隆起形成多个凹凸不平的同心性环状层纹。味稍甜，久嚼麻舌。以片大色白、有粉性、环纹明显者为佳。● **醋商陆** 表面黄棕色，微有醋香气。

10. 太子参 Raix Pseudostellariae

药材基原 为石竹科植物孩儿参 *Pseudostellaria heterophylla* (Miq.) Pax ex Pax et Hoffm. 的干燥块根。主产于江苏、山东、安徽等地。
药用品名 太子参
药用要点 太子参：益气健脾，生津润肺。
用量：9~30g。

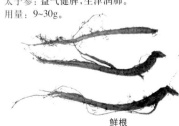
鲜根

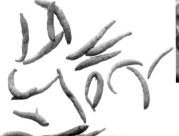
药材

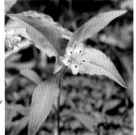
孩儿参植株

鉴别要点

药材 细长纺锤形或长条形，稍弯曲。黄白色，较光滑，微有纵皱纹，凹陷处有须根痕。顶端有茎痕。味微甜。以条粗、色黄白、无须根者为佳。

5

11. 银柴胡 Radix Stellariae Dichotomae

药材基原 为石竹科植物银柴胡 *Stellaria dichotoma* L. var. *lanceolata* Bge. 的干燥根。主产于宁夏、甘肃、内蒙古等地。

药用品名 银柴胡。

药用要点 银柴胡：清虚热，除疳热。
用量：3~9g。

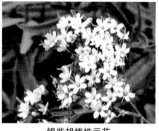

银柴胡植株示花

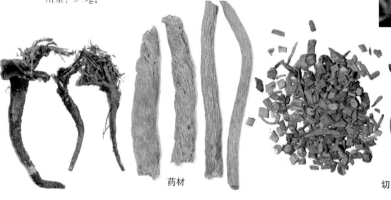

药材　　　　　　　切片

鉴别要点

药材 类圆柱形，偶有分枝。浅棕黄色至浅棕色，有扭曲的纵皱纹和支根痕，多有孔穴状或盘状凹陷，习称"砂眼"，从砂眼处折断可见棕色裂隙中有细砂散出。根头部略膨大，有密集的呈疣状突起的芽苞、茎或根茎的残基，习称"珍珠盘"。味甜。以根条长匀、表面灰黄棕色、皮细质软、根头部无砂眼、无黑心者为佳。

---

12. 牛膝 Radix Achyranthes Bidentatae

药材基原 为苋科植物牛膝 *Achyranthes bidentata* Bl. 栽培品的干燥根。主产于河南。

药用品名 牛膝、酒牛膝。

药用要点 生牛膝：利尿通淋，引血下行。
酒牛膝：逐瘀通经，补肝肾，强筋骨。
用量：3~12g。
禁忌：孕妇慎用。

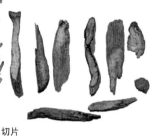

牛膝植株

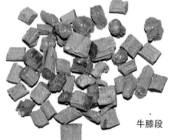

牛膝段

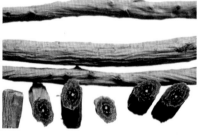

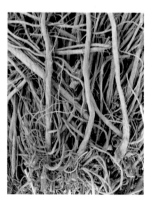

牛膝商品药材

鉴别要点

● **药材** 圆柱形的段。外表皮灰黄色或淡棕色，有微细的纵皱纹及横长皮孔。断面平坦，淡棕色或棕色，略呈角质样而油润，中心维管束木部较大，黄白色，其外围散有多数黄白色点状维管束，断续排列成2~4轮。微甜而稍苦涩。以根长、肉厚、皮细、黄白色者为佳。

● **酒牛膝** 表面色略深，偶见焦斑。微有酒香气。

13. **川牛膝** Radix Cyathulae Offinalis

药材基原 为苋科植物川牛膝 *Cyathula offinalis* Kuan 的干燥根。主产于四川。
药用品名 川牛膝、酒川牛膝。
药用要点 川牛膝、酒川牛膝：逐瘀通经，通利关节，利尿通淋。
　　　　　　用量：3~6g。
　　　　　　禁忌：孕妇慎用。

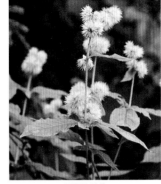

川牛膝植株

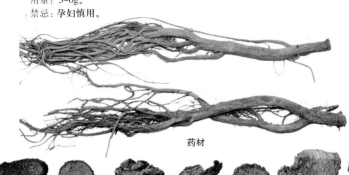

药材

切片

鉴别要点

● **药材** 近圆柱形，微扭曲，向下略细或有少数分枝。表面黄棕色或灰褐色，有纵皱纹、支根痕和多数横长的皮孔样突起。断面浅黄色或棕黄色，维管束点状，排列成数轮同心环。味甜。以条粗壮、质柔韧、油润、断面浅黄色者为佳。● **酒川牛膝** 表面棕黑色。微有酒香气。

---

14. **乌药** Radix Linderae

药材基原 为樟科植物乌药 *Lindera aggregata* (Sims) Kosterm. 的干燥块根。主产于浙江、湖南等地，以浙江台州、金华所产者为道地药材。
药用品名 乌药、炒乌药。
药用要点 乌药：行气止痛，温肾散寒。
　　　　　　用量：6~9g。

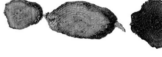

药材

乌药植株

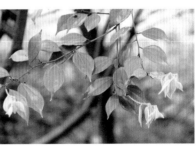

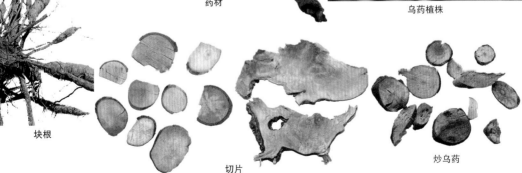

块根

切片

炒乌药

鉴别要点

　　药材 多呈纺锤状，略弯曲，有的中部收缩成连珠状。表面黄棕色或黄褐色，有纵皱纹及稀疏的细根痕。切面黄白色或淡黄棕色，有放射状纹理和环纹，中心颜色较深。气香，味微苦、辛，有清凉感。以断面色黄白、香气浓者为佳；质老、不呈纺锤状的直根不可药用。

15. 威灵仙 Radix et Rhizoma Clematidis

药材基原 为毛茛科植物威灵仙 *Clematis chinensis* Osbeck、棉团铁线莲 *Clematis hexapetala* Pall. 或东北铁线莲 *Clematis manshurica* Rupr. 的干燥根及根茎。威灵仙主产于江苏、安徽、浙江等地；棉团铁线莲和东北铁线莲主产于东北地区。

药用品名 威灵仙。

药用要点 威灵仙：祛风湿，通经络。

　　　　　　用量：3-6g。

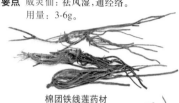

棉团铁线莲药材

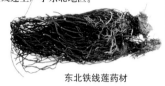

东北铁线莲药材

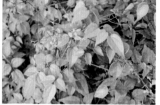

威灵仙植株

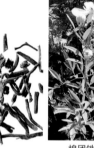

药材　　　　　　威灵仙段　　　　　　棉团铁线莲植株

鉴别要点

● **威灵仙药材** 根茎呈柱状；根呈细长圆柱形，稍弯曲。根茎表面淡棕黄色；顶端残留茎基；质较坚韧，断面纤维性。根表面黑褐色，有细纵纹，皮部脱落处露黄白色。皮部较广，木质部淡黄色，略呈方形，皮部与木质部间常有裂隙。以条均匀、皮黑肉白、质坚实者为佳。● **棉团铁线莲** 表面棕褐色至棕黑色；断面木质部圆形。味咸。● **东北铁线莲** 表面棕黑色；断面木质部近圆形。味辛辣。

---

16. 川乌 Radix Aconiti

药材基原 为毛茛科植物乌头 *Aconitum carmichaeli* Debx. 栽培品的干燥母根。主产于四川。四川江油产者为道地药材。

药用品名 制川乌。

药用要点 制川乌：祛风除湿，温经止痛。

　　　　　　生川乌：外用。

　　　　　　用量：1.5~3g。

　　　　　　禁忌：孕妇禁用。不宜与贝母类、半夏、白及、白蔹、天花粉、瓜蒌类同用。酒浸、酒煎服易致中毒，应慎用。

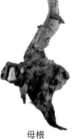

母根

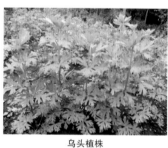

乌头植株

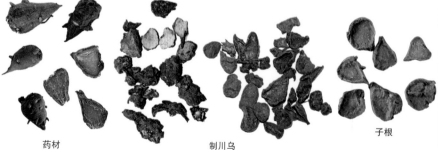

药材　　　　　　制川乌　　　　　　子根

乌头花序

鉴别要点

● **药材** 不规则圆锥形，中部多向一侧膨大。表面棕褐色或灰棕色，皱缩，有小瘤状侧根及子根脱离后的痕迹。断面粉白，有多角形环纹。辛辣、麻舌。以饱满、质坚实，断面色白有粉性为佳。● **制川乌** 不规则或长三角形片，表面黑褐色或黄褐色，有灰棕色形成层环纹。断面有光泽。微有麻舌感。

17. **附子** Radix Aconiti Lateralis Praeparata

药材基原 为毛茛科植物乌头 *Aconitum carmichaeli* Debx. 栽培品子根的加工品。主产于四川江油，为道地药材，习称"川附子"。

药用品名 黑顺片、白附片、炮附片、淡附片、黄附片。

药用要点 黑顺片：回阳救逆，补火助阳。

白附片：逐风寒湿邪。

炮附片、黄附片：暖脾胃，用于心腹冷痛、虚寒吐泻。

淡附片：回阳救逆，散寒止痛。

用量：3~15g。

禁忌：孕妇禁用，不宜与半夏、瓜蒌、天花粉、贝母类、白蔹、白及同用。阴虚阳亢者忌用。若内服过量或炮制、煎煮方法不当可引起中毒。

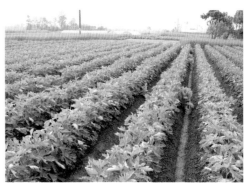

乌头植株

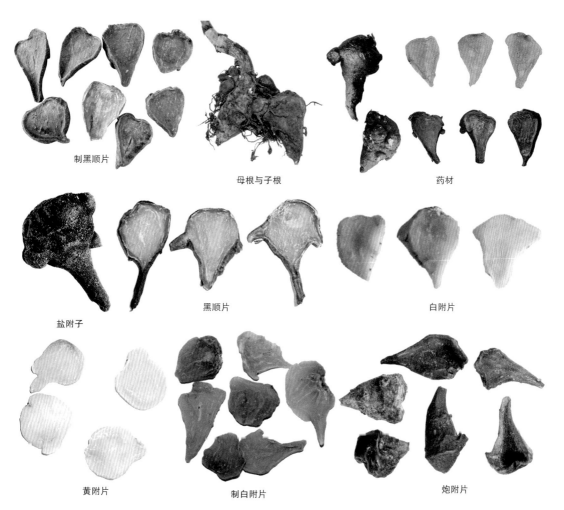

制黑顺片　　　　母根与子根　　　　药材

盐附子　　　黑顺片　　　白附片

黄附片　　　制白附片　　　炮附片

鉴别要点

● **盐附子** 圆锥形。灰黑色，被盐霜，顶端有凹陷的芽痕，周围有瘤状突起的支根或支根痕。切面可见多角形环纹。味咸而麻、刺舌。以个大、饱满、灰黑色、表面光滑者为佳。● **黑顺片** 为纵切片，外皮黑褐色，切面暗黄色，油润有光泽，半透明，角质样。● **白附片** 为无外皮纵切片，黄白色，半透明。● **炮附片** 比黑顺片色泽加深，略鼓起。● **淡附片** 不规则薄片，表面灰白色或灰褐色；味淡；口尝无麻舌感。● **黄附片** 横切片，色黄。

18. 草乌 Radix Aconiti Kusnezoffii

药材基原 为毛茛科植物北乌头 *Aconitum kusnezoffii* Reichb. 野生品种的干燥块根。主产于东北地区、内蒙古等地。

药用品名 制草乌。

药用要点 制草乌：祛风除湿，温经止痛。

生草乌：外用。

用量：1.5~3g。

禁忌：孕妇禁用，不宜与半夏、瓜蒌、天花粉、贝母类、白蔹、白及同用。阴虚阳亢者忌用。酒浸、酒煎服易致中毒，应慎用。

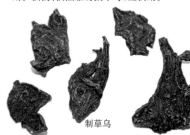
制草乌

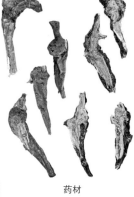
药材

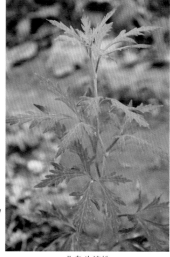
北乌头植株

鉴别要点

● **药材** 不规则长圆锥形，略弯曲。表面灰褐色或黑棕褐色，皱缩，有纵皱纹、点状须根痕和数个侧根。断面有裂隙，髓部较大或中空。辛辣、麻舌。以个大、质坚实、断面色灰白者为佳。

● **制草乌** 不规则圆形或近三角形片，断面有灰白色多角形环和点状维管束，有裂隙。味微辛辣，稍有麻舌感。

19. 升麻 Rhizoma Cimicifugae

药材基原 为毛茛科植物大三叶升麻 *Cimicifuga heracleifolia* Kom.、兴安升麻 *Cimicifuga dahurica* (Turcz.) Maxim. 或升麻 *Cimicifuga foetida* L. 的干燥根茎。大三叶升麻主产于东北等地区；兴安升麻主产于黑龙江、河北、内蒙古等地；升麻主产于四川、山西、青海等地。按产地依次习称"关升麻""北升麻""西升麻"。

药用品名 升麻。

药用要点 升麻：发表透疹，清热解毒，升举阳气。

用量：3~9g。

禁忌：麻疹已透、阴虚火旺以及阴虚阳亢者忌用。

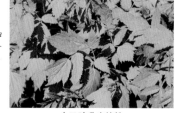
大三叶升麻植株

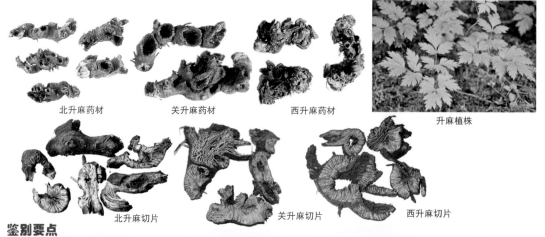
北升麻药材　　关升麻药材　　西升麻药材　　升麻植株

北升麻切片　　关升麻切片　　西升麻切片

鉴别要点

药材 规则的长形块状，多分枝，呈结节状。黑褐色或棕褐色，粗糙不平，有数个圆形空洞的茎基痕，洞内壁显网状沟纹。断面黄绿色或淡黄白色。微苦、涩。以个大、质坚、外皮黑褐色、断面黄绿色、无须根者为佳。

20. 白头翁 Radix Pulsatillae

药材基原 为毛茛科植物白头翁 *Pulsatilla chinensis* (Bge.) Regel 野生品种的干燥根。主产于东北、华北和华东等地区。

药用品名 白头翁。

药用要点 白头翁：清热解毒，凉血止痢。

用量：9~15g。

禁忌：虚寒泻痢者忌服。

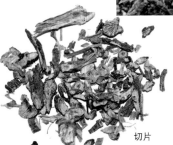

白头翁植株

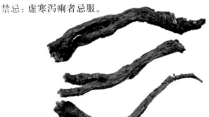

药材　　　　　切片

鉴别要点

　　药材 类圆柱形或圆锥形，稍扭曲。黄棕色或棕褐色，有不规则纵皱纹或纵沟近根头处常有朽状凹洞。根头部稍膨大，有白色绒毛。微苦、涩。以粗长、整齐不碎、质坚实、外表灰黄色、根头部有白毛者为佳。

21. 白芍 Radix Paeoniae Alba

药材基原 为毛茛科植物芍药 *Paeonia lacti flora* Pall. 栽培品的干燥根。除去头尾及细根，置沸水中煮后除去外皮或去皮后再煮，晒干。主产于浙江(杭白芍)、安徽(亳白芍)和四川(川白芍)。

药用品名 白芍、炒白芍、酒白芍、醋白芍、土炒白芍。

药用要点 白芍：柔肝止痛，养血调经，敛阴止汗，平抑肝阳。

炒白芍：养血合营，敛阴止汗。

酒白芍：调经止血，柔肝止痛。

醋白芍：敛血养血，疏肝解郁。

土炒白芍：养血和脾，止泻。

焦白芍：敛阴止汗。

用量：6~15g。

禁忌：不宜与藜芦同用。阳衰虚寒之证不宜用。

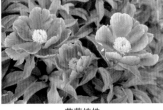

芍药植株

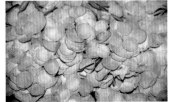

切片（樟树）

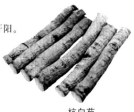

杭白芍

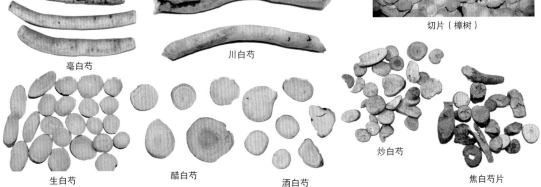

亳白芍　　　　　川白芍

生白芍　　　　醋白芍　　　　酒白芍　　　炒白芍　　　焦白芍片

鉴别要点

　　● **药材** 圆柱形，平直或稍弯曲，两端平截。类白色或淡红棕色，光洁或有纵皱纹及细根痕，偶有残存的棕褐色外皮。平坦、角质样。味微苦、酸。以根粗、坚实、粉性足、无白心和裂隙者为佳。● **炒白芍** 表面微黄色或淡棕黄色，有的可见焦斑，气微香。● **酒白芍** 表面微黄色或淡棕黄色，有的可见焦斑，微有酒香气。● **醋白芍** 表面微黄色，微有醋气。● **土炒白芍** 表面呈土黄色，微有焦土气。● **蕉白芍** 表面棕褐色，气微香。

22. 赤芍 Radix Paeoniae Rubra

药材基原 为毛茛科植物芍药 *Paeonia lactiflora* Pall. 或川赤芍 *Paeonia veitchii* Lynch 野生品种的干燥根。主产于内蒙古。内蒙古多伦产者为道地药材,习称"多伦赤芍"。

药用品名 赤芍。

药用要点 赤芍:清热凉血,散瘀止痛。
用量:6~12g。
禁忌:不宜与藜芦同用。血寒经闭不宜用。

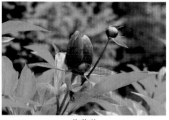

芍药花

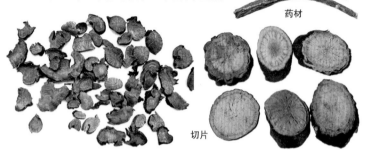

药材

切片

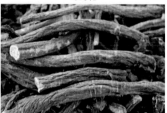

赤芍商品药材

鉴别要点

药材 圆柱形,稍弯曲。表面棕褐色,粗糙,有纵沟及皱纹,并有须根痕及横长的皮孔样突起,外皮易脱落。切面有裂隙。气微香,味微苦、酸涩。以根长、外皮易脱落、断面白色、粉性大"糟皮粉碴"者为佳。

23. 黄连 Rhizoma Coptidis

药材基原 为毛茛科植物黄连 *Coptis chinensis* Franch.、三角叶黄连 *Coptis deltoidea* C. Y. Cheng et Hsiao 或云连 *Coptis teeta* Wall. 栽培品的干燥根茎。以上 3 种分别习称"味连""雅连""云连"。味连主产四川、湖北;雅连主产于四川;云连主产于云南及西藏。

药用品名 黄连、酒黄连、姜黄连、萸黄连。

药用要点 黄连:清热燥湿,泻火解毒。
酒黄连:清上焦火热。
姜黄连:清胃和胃止呕。
萸黄连:舒肝和胃止呕。
用量:1.5~3g。
禁忌:脾胃虚寒者忌用;阴虚津伤者慎用。

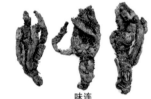

味连

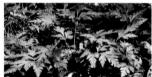

黄连植株

雅连　云连

切片

黄连商品药材

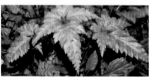

三角叶黄连植株

云连植株

鉴别要点

● **药材** 味连多集聚成簇,常弯曲,形如鸡爪;雅连多为单枝,略呈圆柱形,微弯曲;云连弯曲呈钩状,多为单枝,较细小。表面灰黄色或黄褐色,粗糙,有不规则结节状隆起及须根残基,有的节间表面平滑如茎秆,习称"过桥"。多残留褐色鳞叶,顶端常留有残余的茎或叶柄。断面不整齐,皮部橙红色或暗棕色,木部鲜黄色或橙黄色,呈放射状纹理,髓部有的中空。极苦。一般味连以条粗长、连珠状、质坚实、断面橙黄色、有菊花心者为佳;雅连以身干、粗壮、无须根、形如蚕者为佳;云连以干燥、条细、节多、色黄者为佳。● **酒黄连** 色泽加深,略有酒香气。● **姜黄连** 表面棕黄色,有姜的辛辣味。● **萸黄连** 表面棕黄色,有吴茱萸的辛辣香气。

24. 地榆 Radix Sanguisorbae

药材基原 为蔷薇科植物地榆 *Sanguisorba officinalis* L. 或长叶地榆 *Sanguisorba officinalis* L.var.*longifolia* (Bert.) Yü et Li 的干燥根。后者习称"绵地榆"。地榆主产于东北等地区；长叶地榆主产于安徽、浙江、江苏等地。

药用品名 地榆、地榆炭。

药用要点 地榆：凉血止血，解毒敛疮。
地榆炭：止血。
用量：9~15g。
禁忌：寒性便血、下痢、崩漏及出血有瘀者慎用。对于大面积烧伤病人，不宜使用地榆制剂外涂，以防其所含鞣质被大量吸收而引起中毒性肝炎。

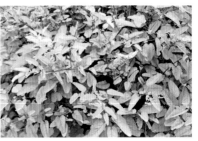

地榆

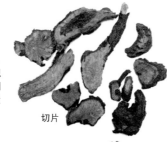

切片

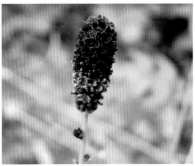

地榆花序

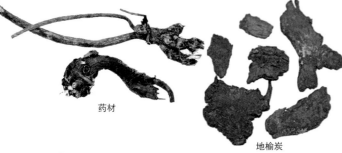

药材　　　　地榆炭

鉴别要点

● **药材** 地榆呈不规则纺锤形或圆柱形，稍弯曲。表面灰褐色至暗棕色，粗糙，有纵纹。断面粉红色或淡黄色，木部略呈放射状排列。绵地榆呈长圆柱形。表面红棕色或棕紫色，有细纵纹。质坚韧，断面黄棕色或红棕色，皮部有多数黄白色或黄棕色绵状纤维。微苦、涩。以条粗、质硬、断面色红者为佳。● **地榆炭** 表面焦黑色，内部棕褐色，有焦香气，味微苦、涩。

---

25. 防己 Radix Stephaniae Tetrandrae

药材基原 为防己科植物粉防己 *Stephania tetrandra* S.Moore 的干燥根。主产于江苏、安徽南部、浙江、江西、福建等地。

药用品名 防己、粉防己。

药用要点 防己：利水消肿，祛风止痛。
用量：3~6g。
禁忌：胃纳不佳及阴虚体弱者慎用。

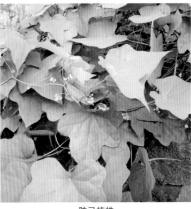

防己植株

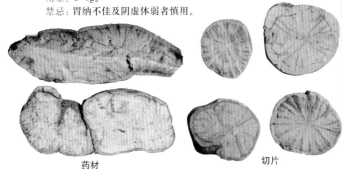

药材　　　　切片

鉴别要点

药材 不规则圆柱形、半圆柱形或块状，多弯曲。淡灰黄色，在弯曲处常有深陷横沟而呈结节状的瘤块样。切面白色，富粉性，有排列较稀疏的放射状纹理。味苦。以质坚实、粉性足、去净外皮者为佳。

13

26. 延胡索 Rhizoma Corydalis

药材基原 为罂粟科植物延胡索 *Corydalis yanhusuo* W. T. Wang 栽培品的干燥块茎。主产于浙江,浙八味之一。

药用品名 延胡索、醋延胡索、酒延胡索。

药用要点 延胡索:活血,利气,止痛。

醋延胡索:行气止痛。

酒延胡索:活血,祛瘀,止痛。

用量:3~9g;研末吞服,一次 1.5~3g。

禁忌:《本草经疏》载:产后血虚,或经血枯少不利、气虚作痛者,皆大非所宜。

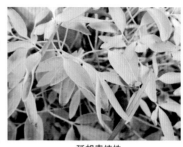

延胡索植株

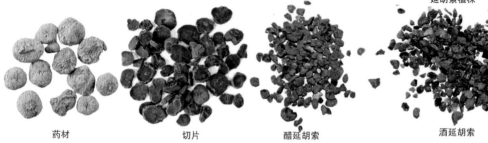

药材　　　　　切片　　　　　醋延胡索　　　　　酒延胡索

鉴别要点

● **药材** 不规则的扁球形。表面黄色或黄褐色,有不规则网状皱纹。顶端有略凹陷的茎痕,底部常有疙瘩状突起。切面黄色,角质样,有蜡样光泽。味苦。以个大、饱满、质坚实、断面色黄发亮者为佳。● **醋延胡索** 表面和切面黄褐色,质较硬,微有醋香气。● **酒延胡索** 略有酒气。

27. 板蓝根 Radix Isatidis

药材基原 为十字花科植物菘蓝 *Isatis indigotica* Fort. 栽培品的干燥根。主产于河北、江苏、安徽、河南、山西、浙江、山东等地。

药用品名 板蓝根。

药用要点 板蓝根:清热解毒,凉血利咽。

用量:9~15g。

禁忌:体虚而无实火热毒者忌服。脾胃虚寒者慎用。

附注 南板蓝根为爵床科植物马蓝的干燥根及根茎。

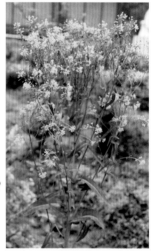

菘蓝植株

切片

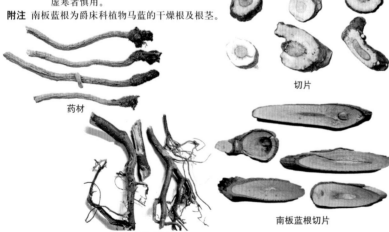

药材

南板蓝根药材　　　　　南板蓝根切片

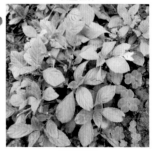

马蓝植株

鉴别要点

药材 圆柱形,稍扭曲。淡灰黄色或淡棕黄色,有横长皮孔样突起及支根痕。根头略膨大,可见暗绿色或暗棕色轮状排列的叶柄残基和密集的疣状突起。皮部黄白色,木部黄色。微甜后苦涩。以条长、粗大、体实者为佳。

28. 北豆根 Rhizoma Menispermi

药材基原 为防己科植物蝙蝠葛 *Menispermum dauricum* DC.的干燥根茎。主产于东北地区和河北、山东、山西等地。

药用品名 北豆根。

药用要点 北豆根:清热解毒,祛风止痛。

用量:3~9g。

禁忌:脾胃虚寒者不宜使用。有小毒。

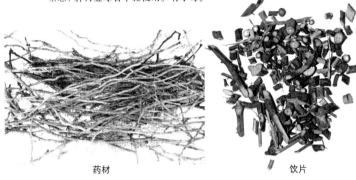

药材　　　　饮片

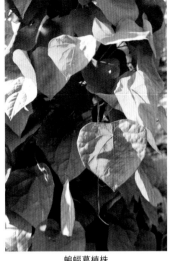

蝙蝠葛植株

鉴别要点

药材 细长圆柱形,弯曲,有分枝。黄棕色至暗棕色,多有弯曲的细根,并可见突起的根痕及纵皱纹,外皮易剥落。断面木部淡黄色,有放射状纹理。味苦。以条粗长、外皮色黄棕、断面色浅黄者为佳。

---

29. 山豆根 Radix et Rhizoma Sophorae Tonkinensis

药材基原 为豆科植物越南槐 *Sophora tonkinensis* Gagnep.的干燥根及根茎。主产于广东、广西、贵州、云南等地。

药用品名 山豆根。

药用要点 山豆根:清热解毒,消肿利咽。

用量:3~6g。

禁忌:过量服用易引起呕吐、腹泻、胸闷、心悸等。脾胃虚寒者慎用。

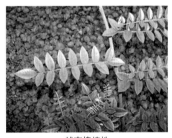

越南槐植株

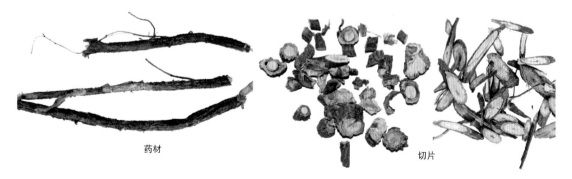

药材　　　　切片

鉴别要点

药材 根茎呈不规则的结节状,顶端常残存茎基,其下着生根数条。根呈长圆柱形,常有分枝,长短不等。棕色至棕褐色,有不规则的纵皱纹及横长皮孔样突起。皮部浅棕色,木质部淡黄色。有豆腥气,味极苦。以条粗、质坚、味苦者为佳。

30. 苦参 Radix Sophorae Flavescentis

药材基原 为豆科植物苦参 *Sophora flavescens* Ait. 野生品种的干燥根。主产于河北、山西、河南、湖北等地。

药用品名 苦参、苦参炭。

药用要点 苦参：清热燥湿，杀虫，利尿。外治滴虫性阴道炎。

　　　　　用量：4.5~9g。外用适量，煎汤洗患处。

　　　　　禁忌：不宜与藜芦同用。脾胃虚寒者忌用。

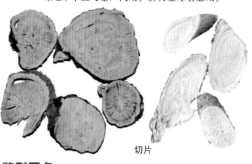

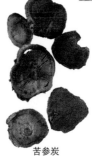

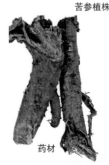

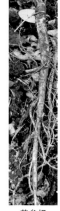

苦参植株

切片　　　　苦参炭　　　　药材

苦参根

鉴别要点

药材 长圆柱形，下部常有分枝。灰棕色或棕黄色，有纵皱纹及横长皮孔，外皮薄，多破裂反卷，易剥落，剥落处显黄色，光滑。纤维性，断面有放射状纹理及裂隙。极苦。以条匀、断面黄白色、味苦者为佳。

---

31. 葛根 Radix Puerariae Lobatae

药材基原 为豆科植物野葛 *Pueraria lobara* (Willd.) Ohwi 野生品种的干燥根。主产于湖南、河南、广东、浙江、四川。

药用品名 葛根、野葛。

药用要点 生葛根：解肌退热。

　　　　　煨葛根：生津止渴，透疹，升阳止泻。

　　　　　用量：3~15g。

　　　　　禁忌：易于动呕，胃寒者所当慎用。《本草从新》载：夏日表虚汗多者尤忌。

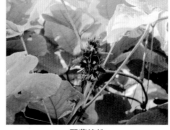

野葛植株

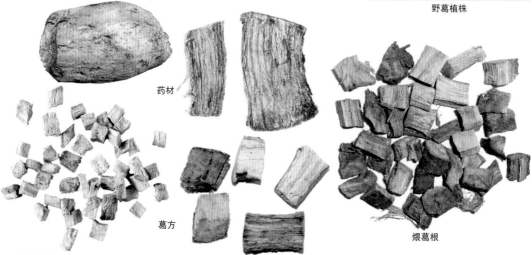

药材

葛方　　　　　　　　　　　煨葛根

鉴别要点

● **药材** 长方形厚片或小方块。外皮淡棕色，有纵皱纹，粗糙。黄白色，纹理不明显。纤维性强。味微甜。以色白、质坚实、无外皮、粉性足、纤维少者为佳。● **煨葛根** 表面微黄色、米黄色或深黄色。

32. 粉葛 Radix Puerariae Thomsonii

药材基原 为豆科植物甘葛藤 *Pueraria thomsonii* Benth 栽培品的干燥根。主产于广西、广东、江西。

药用品名 粉葛、葛根。

药用要点 粉葛：解肌退热，生津透疹，升阳止泻。
用量：3~15g。
禁忌：《本草正》载：其性凉，易于动呕，胃寒者所当慎用。《本草从新》载：夏日表虚汗多尤忌。

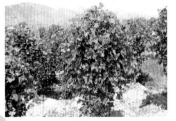

甘葛藤植株

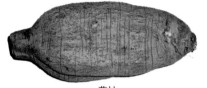

药材　粉葛方

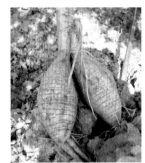

甘葛藤块根

鉴别要点

药材 类纺锤形或半圆柱形，有的为纵切或斜切的厚片。黄白色或淡棕色，未去外皮的呈灰棕色。横切面可见由纤维形成的浅棕色同心环纹，纵切面可见有纤维形成的数条纵纹。体重，质硬，富粉性。味微甜。以块大、质坚实、色白、粉性足、纤维少为佳。

33. 甘草 Radix et Rhizoma Glycyrrhizae

药材基原 为豆科植物甘草 *Glycyrrhiza uralensis* Fisch.、胀果甘草 *Glycyrrhiza inflata* Bat. 或光果甘草 *Glycyrrhiza glabra* L. 的干燥根及根茎。甘草主产于内蒙古；胀果甘草及光果甘草主产于新疆、甘肃等地。药材依此称为内蒙甘草、新疆甘草和洋甘草。

药用品名 甘草、炙甘草。

药用要点 甘草：补脾益气，清热解毒。
炙甘草：补脾和胃，益气复脉，祛痰止咳，缓急止痛，调和诸药。
用量：2~9g。
禁忌：不宜与海藻、京大戟、红大戟、芫花、甘遂同用。本品有助湿壅气之弊，湿盛胀满、水肿者不宜用。大剂量久服可导致水钠潴留，引起浮肿。

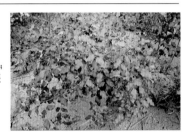

胀果甘草植株

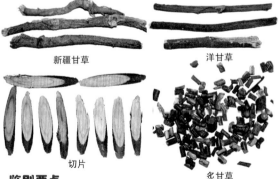

新疆甘草　洋甘草　切片　炙甘草

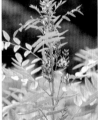

光果甘草植株　光果甘草根茎及根

鉴别要点

● **药材** 甘草：呈圆柱形，不分枝；根茎表面有芽痕。带皮的甘草，其外皮松紧不等，红棕色、棕色或灰棕色，有显著的沟纹、皱纹及稀疏的细根痕，两端切成平齐。切面中央稍陷下，纤维性，黄白色，粉性，有一明显的环纹和菊花心，常形成裂隙；根茎中央有髓。微有特异的香气，味甜而特殊。以外皮细紧、色红棕、质坚实、体重、断面黄白色、粉性足、味甜者为佳。**胀果甘草**：根和根茎粗壮，木质性强，有的有分枝。根茎不定芽多而粗大。大多灰棕色或灰褐色，粗糙。木纤维多，粉性差。**光果甘草**：根及根茎质地较坚实，有的分枝。外皮大多灰棕色，不粗糙，皮孔细小而不明显。● **甘草片** 呈类圆形、椭圆形片状，大小不一。● **炙甘草** 形如甘草片，微有光泽，切面黄色至深黄色，略带黏性。有焦香气，味甜。

17

34. 黄芪 Radix Astragali

药材基原 为豆科植物膜荚黄芪 *Astragalus membranaceus* (Fisch.) Bge. 或蒙古黄芪 *Astragalus membranaceus*（Fisch.）Bge. var. *mongholicus*（Bge.）Hsiao 的干燥根。根据药材的颜色不同，前者习称"黑皮芪"，后者习称"白皮芪"。膜荚黄芪主产于黑龙江、内蒙古等地；蒙古黄芪主产于山西、内蒙古等地。以内蒙古、山西产者为道地药材，习称"北黄芪""西黄芪"或"绵芪"。

药用品名 黄芪、炙黄芪。

药用要点 黄芪：补气升阳，固表止汗，利水消肿，托毒排脓。

炙黄芪：补中益气。

用量：9~30g。

禁忌：《药对》载：恶龟甲、白鲜皮。《医学入门·本草》载：苍黑气盛者禁用，表实邪旺者亦不可用，阴虚者亦宜少用。畏防风。阳盛阴虚者忌之；上焦热盛，下焦虚寒者忌之；病人多怒，肝气不和者勿服；痘疮血分热甚者禁用。《本草汇纂》载：反藜芦，畏五灵脂、防风。

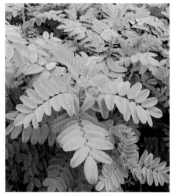

膜荚黄芪植株

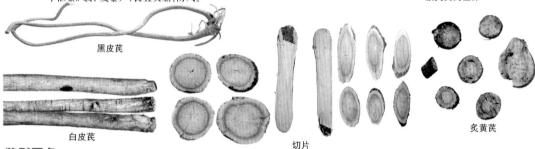

黑皮芪

白皮芪

切片

炙黄芪

鉴别要点

● **药材** 圆柱形，极少有分枝，上粗下细。灰黄色或淡褐色，有纵皱纹及横向皮孔。栓皮剥落后，露出黄白色皮部，有时可见黄白色网状纤维束。断面纤维性强，并显粉性，皮部黄白色，木部淡黄色，有放射状纹理及裂隙，呈菊花心状。老根中心偶呈枯朽状、黑褐色或呈空洞。味微甜。嚼之有豆腥气。以条粗长、断面色黄白、味甜、有粉性者为佳。● **黄芪片** 呈类圆形或椭圆形片状。表面显黄白色，内层有棕色环纹及放射状纹理或外层有曲折裂隙，中心黄色。周边灰黄色或浅棕褐色，有纵皱纹，质坚略韧。● **炙黄芪** 表面显金黄色，质较脆，略带黏性，有蜜香气，味甜。

35. 红芪 Radix Hedysari

药材基原 为豆科多序岩黄芪 *Hedysarum polybotrys* Hand.Mazz 的干燥根。主产于甘肃等地。

药用品名 红芪。

药用要点 红芪：补气升阳，固表止汗，利水消肿，生津养血，行滞通痹，脱毒排脓，敛疮生肌。

炙红芪：补中益气。

用量：3~9g。

禁忌：表实邪盛，气滞湿阻，食积停滞，痈疽初起或溃后热毒尚盛等实证，以及阴虚阳亢者，均须禁服。《本草汇纂》载：反藜芦，畏五灵脂、防风。

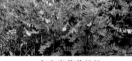

多序岩黄芪植株

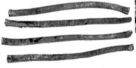
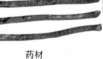

药材

鉴别要点

● **药材** 圆柱形。灰红棕色，有纵皱纹、横长皮孔样突起及少数支根痕，外皮易脱落，剥落处淡黄色。断面纤维性，并显粉性，皮部黄白色，木部淡黄棕色，射线放射状，形成层环浅棕色。微甜，嚼之有豆腥气。● **红芪片** 类圆形或椭圆形的厚片。外表皮红棕色或黄棕色。切面皮部黄白色，形成层环浅棕色，木质部淡黄棕色，呈放射状纹理。味微甜，嚼之有豆腥味。● **炙红芪** 呈圆形或椭圆形的厚片。有蜜香气，味甜，略带黏性。

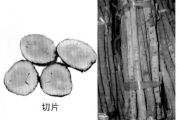

切片

商品药材

36. 远志 Radix Polygalae

药材基原　为远志科植物远志 *Polygala tenuifolia* Willd. 或卵叶远志 *Polygala sibirica* L. 的干燥根或除去木部的根皮。主产于山西、陕西、吉林、河南等地。山西产者为道地药材，习称"关远志"。
药用品名　远志、制远志、蜜远志、朱远志。
药用要点　远志：安神益智，交通心肾，祛痰，消肿。
　　蜜远志：安神益智，交通心肾，祛痰。
　　用量：3~9g。
　　禁忌：凡实热或痰火内盛者，以及有胃溃疡或胃炎者慎用。

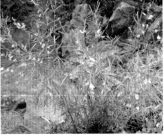

远志植株

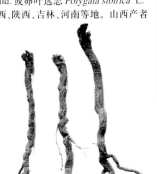

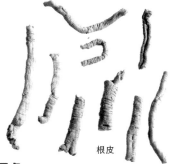
根皮

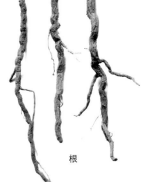
根

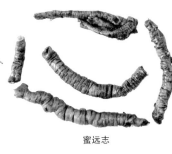
蜜远志

鉴别要点

● **药材**　根皮呈圆筒状，略弯曲。灰黄色或浅棕色；全体有较深而密的横皱纹，形如蚯蚓，呈结节状，易折断。黄白色，平坦。味苦、微辛，嚼之有刺喉感。以身干、色灰黄、筒粗、肉厚、去净木心者为佳。**远志肉**：根皮呈不规则的短段或碎块。**远志棍**：根，其中心有质硬而韧的木质部。**远志段**：为小圆筒形结节状的根皮小段。● **制远志**　表面黄棕色，味微甜。● **蜜远志**　色泽加深，味甜。● **朱远志**　外被朱砂细粉。

---

37. 天花粉 Radix Trichosanthis

药材基原　为葫芦科植物栝楼 *Trichosanthes kirilowii* Maxin. 或双边栝楼 *Trichosanthes rosthornii* Harms 栽培品的干燥根。栝楼主产于河南、山东、江苏、安徽等地。以河南安阳产量大，质量优，素有"安阳花粉"之称。双边栝楼主产于四川。
药用品名　天花粉、栝楼根。
药用要点　天花粉：清热泻火，生津止渴，消肿排脓。
　　用量：9~15g。
　　禁忌：脾胃虚寒，大便溏泄者慎服。孕妇慎用。不宜与川乌、制川乌、草乌、制草乌、附子同用。

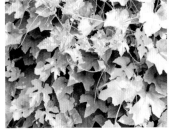
栝楼植株

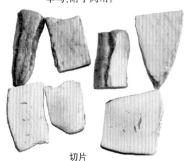
切片

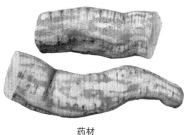
药材

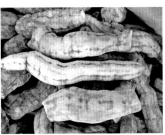
天花粉商品药材

鉴别要点

药材　不规则圆柱形、纺锤形或瓣块状。黄白色或淡棕黄色，有纵皱纹、细根痕及略凹陷的横长皮孔，有的有黄棕色外皮残留。断面白色或黄色，富粉性，横切面可见黄色小孔（导管）略呈放射状排列，纵切面可见黄色条纹（木质部）。味微苦。以色白、质坚实、粉性足者为佳。

38. 人参 Radix Ginseng

药材基原 为五加科植物人参 *Panax ginseng* C. A. Mey. 的根。野生品种称为"山参"或"野山参",栽培品称为"园参",播种在山林野生状态下自然生长的又称"林下参",习称"籽海"。山参在生长的过程中,主根因某种原因遭到破坏或烂掉,其不定根继续生长,成为无主根者,称为"芋变山参";用山参的种子,经人工种植于林中后而自然长成者,称为"籽种山参"(籽海、野籽);在种植园参的参园,因将参起走,遗留下的人参种子或园参稳,其在原参畦中自然条件下生长多年,称"池底参";人工将人参种子播种于池畦中,在人工管理时只做锄草、施肥,不做倒茬,任其自然生长,约在20年左右挖出加工,称为"趴货参";在采挖山参时,将发现的小形参移至妥善的地方种植,待长成时再采挖,或将较小的园参移至山林中任其自然生长,待接近成熟时采挖,称为"移山参"。野生人参主产于东北地区的长白山和大、小兴安岭。栽培人参主产于东北地区,以吉林产者为道地药材,习称"吉人参"。

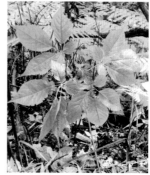
人参植株

药用品名 生晒参、红参、白参。

药用要点 白参:大补元气,复脉固脱,补脾益肺,生津养血,安神益智。
红参:大补元气,复脉固脱,益气摄血。
用量:3~9g,另煎兑入汤剂服;山参若研粉吞服,1次2g,1日2次。
禁忌:不宜与藜芦、五灵脂同用。实证、热证而正气不虚者忌服。

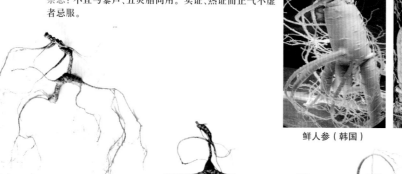
鲜人参(韩国)　　　全须生晒参

山参

鉴别要点

● **山参药材** **生晒山参**:主根与根茎等长或较短,呈人字形、菱形或圆柱形。多有2条支根,形似人体。根茎细长,上部扭曲,茎痕密生,下部常无芦碗而光滑,不定根较粗。须根稀疏,柔韧不易折断,有明显的疣状突起(习称"珍珠疙瘩")。灰黄色,有纵纹,上端有紧密而深陷的环状横纹。气香浓厚,味甜微苦,口嚼之有清香感。**芋变山参**:参形特异。芦头大,多数偏斜不正。由多条芋组成,无主体。芋多为顺体,大芋上可生有横纹,其纹粗浅不连续。只有1条参腿(芋之尾部)。皮嫩而有光泽。须有少量的珍珠疙瘩。**籽种山参**:芦头多为线芦、竹节芦,芦头较长,也偶有马牙芦或圆芦。芋少,多为顺体,不旁斜,上翘者少,均为互生,下部呈尖尾形。参体形状不定,参腿2~3条,略呈八字分裆。皮黄白色,较细嫩,不紧,无粗皮,有光泽,横纹不明显。参须柔软细嫩而短,珍珠点小,口嚼则出现碎末及少量纤维。味苦,有清香气。**池底参和趴货参**:芦头基部为圆芦,圆芦以上为"马牙芦",而芦碗沿着芦头旋转生长,芦碗较大,芦碗边有芦棱。芋粗大,齐头。虽然有的上部稍细,但不像枣核尖端之形,如同顺体,形成一头粗一头细。芋常为3~5枚,生2枚者,多对生(掐脖子芋)。芋大于并重于参体。参体多为顺体,腿粗细不一,2~3条或更多,有"八"字分裆的体形。皮黄白色,粗糙而疏松。横纹浅或断续,无螺旋纹,有的一纹到底,也有半环纹者,状似园参。参须较嫩,易折断,蓬乱不清疏,珍珠疙瘩少而小。**移山参**:芦碗略显长而稀疏。芦头常骤然变细或变粗,不呈对花芦而呈转芦,常出现线芦或竹节芦。芦多为顺长体,但生长年久者也有的为枣核芋。有时出现下粗上细的形状(即掐脖子芋),其略向斜旁伸出,上翘者多,有时芋体超过主体。参体以顺笨体为多见。参腿较顺长,1~3条或多条。皮质略泡而嫩,粗糙,不光润。有稀疏不紧密的横纹,常一纹到底。参须细嫩而短,下端分枝较多,珍珠疙瘩稀疏而小。

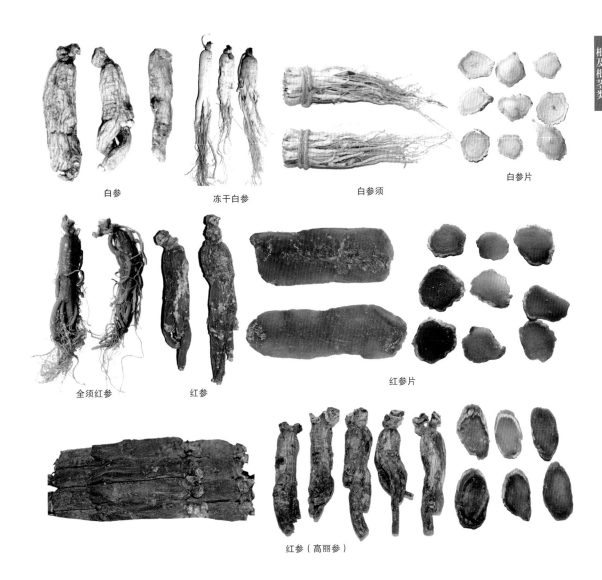

白参　　　　　　　　冻干白参　　　　　　　白参须　　　　　白参片

全须红参　　　　　红参　　　　　　　　红参片

红参（高丽参）

● **园参药材**　**生晒参**：主根呈纺锤形或圆柱形。灰黄色，上部或全体有疏浅断续横纹及明显的纵皱，下部有侧根2～3条，并着生多数细长的须根，须根上偶有不明显的细小疣状突起。根茎多拘挛而弯曲，有不定根（艼）和稀疏的凹窝状茎痕（芦碗）。质较硬。断面淡黄白色，显粉性，有1个明显的棕黄色环纹，皮部有黄棕色的点及放射状裂隙。气特异，味微苦、甜。**白干参（生晒参类）**：略似生晒参，因已刮去外皮颜色较白，环纹已不明显，纵皱少或无，质较生晒参坚实。断面白色，显菊花心。味甜微苦。**皮尾参（园参的不定根，属生晒参类）**：呈长条圆柱形，下部不带须根。土黄色，多数带有褐色环纹及不规则的纵向抽皱。质较轻泡。**白参须（生晒参须）**：分为直须、弯须、混须3种。直须上端直径约0.3cm，中、下端渐细，长短不一，最长可达20cm。弯须则弯曲。混须细支根占50%以上，须根占40%以上。**红参**：半透明，红棕色，偶有不透明的暗褐色斑块，习称"黄马褂"。有纵沟、皱纹及细根痕，上部可见环纹，下部有2～3条扭曲交叉的侧根。质硬而脆。断面平坦，角质样，有光泽，显菊花心。味甜微苦。**白参**：淡黄白色，上端有较多断续的环纹，全体可见加工时针刺的点状针痕。下部有2～3个支根或数目不等。断面白色，有菊花心。气微香，味较甜、微苦，嚼之无渣感。● **红参片**　长椭圆形斜片，红棕色，半透明，质坚而脆，切面中央有浅色圆心。气香，味甜、微苦。● **白参片**　横切片或斜切片，外皮松泡，白色，质嫩而薄，断面黄白色。气微香，味甜，嚼之能溶化。

39. 西洋参 Radix Panacis Quinquefolii

药材基原 为五加科植物西洋参 *Panax quinquefolium* L. 的干燥根。原产北美洲加拿大南部和美国北部。现在东北、河北、山东等地引种成功。

药用品名 西洋参、花旗参、洋参。

药用要点 西洋参：补气养阴，清热生津。

用量：3~6g。

禁忌：不宜与藜芦同用。中阳衰微，胃有寒湿者忌服。

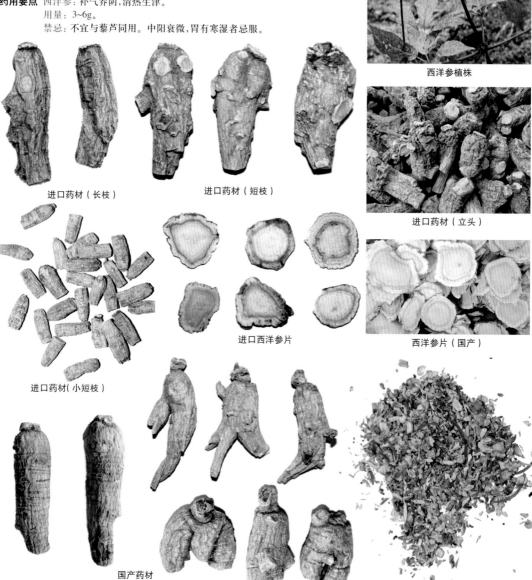

西洋参植株

进口药材（长枝）

进口药材（短枝）

进口药材（立头）

进口西洋参片

西洋参片（国产）

进口药材（小短枝）

国产药材

碎参

鉴别要点

● **药材 参棒**：多圆柱形，有的呈圆锥形或疙瘩形，平均重为5g，带有芦头或不带芦头。呈黄色，环纹深而细密，有明显的皮孔和直径横痕，体硬。断面平齐，呈淡黄白色，由浅黄棕色形成断层菊花环。气微香，味苦微甜。以表面淡棕黄色或类白色，有密集细横纹、主根呈圆柱形或长纺锤形者为佳。**参节**：即为参腿，为长圆柱形，暗黄色，表面有细的纹理。**参须**：分直须、弯须2种。直须应为长圆柱形，暗黄色，表面有细的纹理；弯须，直径2mm以下，暗黄色。● **西洋参片** 圆形薄片。切面黄白色，略带粉性，皮部可见黄棕色点状树脂道，形成层环纹棕黄色，木部略成放射状纹理。气微而特异，味微苦、甜。

40. 三七 Radix Notoginseng

药材基原 为五加科植物三七 *Panax notoginseng* (Burk.) F. H. Chen 的干燥根。主根通称
"三七"，支根习称"筋条"，根茎习称"剪口"，细根习称"绒根"。主产于云南，
为道地药材。

药用品名 三七。

药用要点 三七：散瘀止血，消肿定痛。
用量：3~9g。研末吞服 1~3g；外用适量。
禁忌：孕妇慎用。气血亏虚所致的痛经、月
经失调不宜选用，其表现为经期或经后小腹
隐痛喜按。

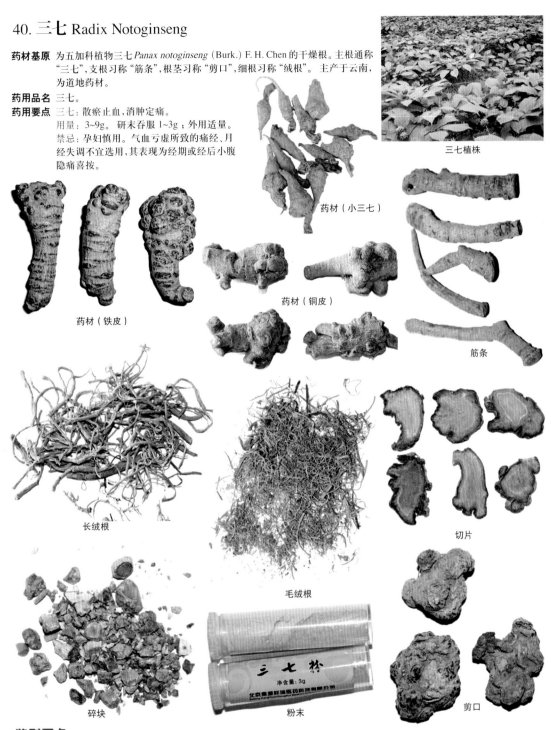

三七植株

药材（小三七）

药材（铜皮）

药材（铁皮）

筋条

长绒根

毛绒根

切片

碎块

粉末

剪口

鉴别要点

● **药材** 类圆锥形或圆柱形。灰黑褐色或灰黄色，有断续的纵皱纹及支根痕。顶端有茎痕，
周围有瘤状突起。体重，质坚实。断面灰绿色、黄绿色或灰白色，木部可见细微放射状纹理。味苦
回甜。以个大、体重质坚、断面灰绿色或黄绿、味苦回甜浓厚者为佳。**筋条**：圆锥形，上端直径约
8mm，下端直径约3mm。**剪口**：不规则皱缩块状或条状，表面有数个明显的茎痕及环纹，断面中
心灰白色，边缘灰色。● **三七粉** 灰黄色细粉末。● **三七片** 灰黄色薄片，厚度不超过1mm。● **熟
三七** 焦黄色的片或块，有焦香气。

41. 白蔹 Radix Ampelopsis

药材基原 为葡萄科植物白蔹 *Ampelopsis japonica* (Thunb.) Makino 的干燥块根。主产于河南、安徽、江西、湖北等地。

药用品名 白蔹。

药用要点 白蔹：清热解毒,消痈散结,敛疮生肌。
用量：4.5~9g；外用适量。
禁忌：痈疽已溃者不宜服。阴疽色淡不起,胃气弱者用,均不宜服用。脾胃虚寒及无实火者忌服。反乌头。

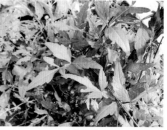

白蔹植株

切片

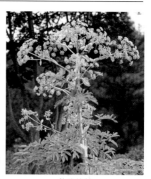

鉴别要点

● **药材** 纵瓣呈长圆形或近纺锤形,切面周边常向内卷曲,中部有一凸起的棱线。外皮红棕色或红褐色,有纵皱纹、细横纹及横长皮孔,易层层脱落,脱落处呈淡红棕色。断面类白色或浅红棕色,可见放射状纹理,周边较厚,微翘起或略弯曲。折断时,有粉尘飞出。味甜。以块大、断面色粉白、粉质足者为佳。● **白蔹片** 卵圆形斜片。

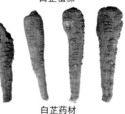

药材

42. 白芷 Radix Angelicae Dahuricae

药材基原 为伞形科植物杭白芷 *Angelica dahurica* (Fisch. ex Hoffm.) Benth. et Hook. f. var. *formosana* (Boiss.) Shan et Yuan 或白芷 *Angelica dahurica* (Fisch. ex Hoffm.) Benth. et Hook.f. 的干燥根。药材依次称为"川白芷"和"白芷"。白芷主产于河南禹县、长葛者习称"禹白芷"；产于河北安国者习称"祁白芷"。杭白芷主产于四川遂宁、温江等地者,习称"川白芷"。

药用品名 白芷。

药用要点 白芷：解表散寒,祛风止痛,宣通鼻窍,燥湿止带,消肿排脓。
用量：3~9g。
禁忌：阴虚血热者忌服。《本草经集注》载：当归为之使。恶旋覆花。《本草经疏》载：呕吐因于火者禁用。漏下赤白阴虚火炽血热所致者勿用。

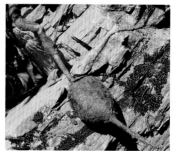

白芷植株

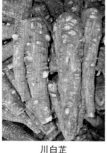

川白芷

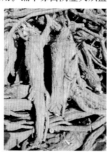

祁白芷

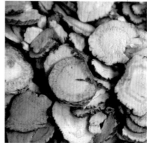

祁白芷片

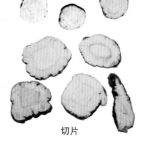

白芷药材

鉴别要点

● **药材** 川白芷：圆锥形,根头端略显方棱,茎痕略下凹。外皮灰褐色或棕褐色,有纵向的细皱纹及多数横长皮孔。质坚实。断面白色或微黄色,粉性；皮部有棕色油点(分泌腔)。形成层显棕色环,呈不规则的圆形。气芳香,味微辛、苦。一般以独枝、根条粗壮、质硬、体重、色白、粉性强、气香味浓者为佳。杭白芷：圆锥形,有方棱,头大尾细。表面皮孔横长多排列成4行,习称"疙瘩丁"。断面形成层显棕色环,略呈方形。禹白芷、祁白芷：圆锥形,似胡萝卜,少数有分枝。外皮土黄色,凸起的皮孔甚小,散生。质略轻泡。断面白色,粉性。形成层显棕灰色环,呈圆形。气芳香,味微辛、苦。● **白芷片** 圆形或类圆形片,外皮灰黄或淡棕色。切面白色或灰白色,粉性而光滑,形成层显棕色环,环外散布多数油点。

切片

43. **当归** Radix Angelicae Sinensis

药材基原 为伞形科植物当归 *Angelica sinensis* (Oliv.) Diels 栽培品的干燥根。根据药用部位不同分为"全当归"(根)、"归头"(主根)、"归尾"(支根)。主产于甘肃、云南、陕西、四川、贵州等地。甘肃岷县产者为道地药材。

药用品名 酒当归、当归炭、炒当归。

药用要点 当归：补血活血，调经止痛，润肠通便。

酒当归：活血通经。

用量：6~12g。

禁忌：湿热中阻、肺热痰火、阴虚阳亢者不宜

应用：又因润燥滑肠，大便溏泻者慎用。

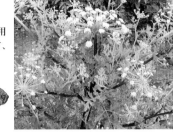
当归植株

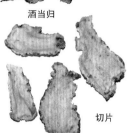
酒当归

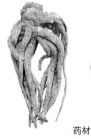
药材

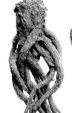
当归头

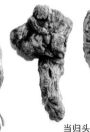

切片

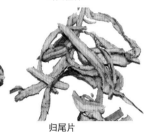
归尾片

鉴别要点

● **药材** 略呈圆柱形，下部有支根3~5条或更多。黄棕色至棕褐色，有纵皱纹及横长皮孔。根头有环纹，上端圆钝，有紫色或黄绿色的茎及叶鞘残基。断面黄白色或淡黄棕色，有放射状纹理；皮部有裂隙及多数棕色油点(习称"朱砂点")；木部色较淡，形成层环黄棕色。有浓郁的香气，味甜、辛、微苦，以粒大、饱满、色灰褐、有明显花纹者为佳。● **当归片** 呈黄白色，为微翘之薄片，中层有浅棕色环纹，有油点，质柔韧。● **酒当归** 呈老黄色，切面深黄色或浅棕黄色，略有焦斑，香气浓厚，有酒香气。● **土炒当归** 呈土黄色，有土气、挂土色。● **当归炭** 表面呈黑褐色，断面灰棕色，质枯脆，气味减弱。

---

44. **独活** Radix Angelicae Biserratae

药材基原 为伞形科植物重齿毛当归 *Angelica pubescens* Maxim. f. *biserrata* Shan et Yuan 的干燥根。主产于湖北、安徽、四川、浙江等地。

药用品名 独活。

药用要点 独活：祛风除湿，通痹止痛。

用量：3~9g。外用适量。

禁忌：阴虚血燥者慎用。《本经逢原》载：气血虚而遍身痛及阴虚下体痿弱者禁用。

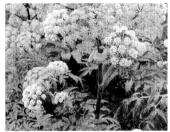
重齿毛当归植株

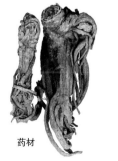
药材

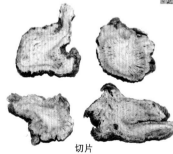
切片

鉴别要点

● **药材** 主根粗短，略呈圆柱形，下部常有2~3个分枝或更多。根头部膨大，圆锥形，有横皱纹，顶端有茎、叶的残基或凹陷。灰褐色或棕褐色，较粗糙，有纵皱纹，有隆起的横长皮孔及稍突起的细根痕。断面有1个棕色环，皮部灰白色，可见多数散在的黄棕色至棕色的油点，木质部灰黄色至黄棕色。有特异香气，味苦、辛、微麻舌。以条粗壮、油润、香气浓者为佳。● **独活片** 类圆形薄片。皮部灰白色至灰褐色，有黄棕色或棕色细小油点，木部约占2/3，灰棕色至黄棕色；形成层环深棕色；周边灰褐色或棕褐色，粗糙；质柔韧。

45. 羌活 Radix Notopterygii

药材基原 为伞形科植物羌活 *Notopterygium incisum* Ting ex H. T. Chang 或宽叶羌活 *Notopterygium forbesii* Boiss 的干燥根茎及根。以四川等地为主产区者称为"川羌",西北地区产者称"西羌",以四川阿坝藏族自治州、羌族自治州产者为道地药材。

药用品名 羌活。

药用要点 羌活:解表散寒,祛风胜湿,止痛。
用量:3~9g。
禁忌:阴虚血热者忌用。用量过多,易致呕吐,脾胃虚弱者不宜服。《本草经疏》载:血虚头痛及遍身疼痛骨痛因而带寒热者禁用。

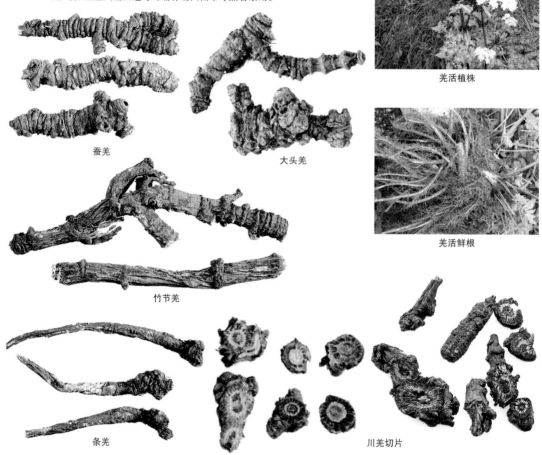

羌活植株

蚕羌

大头羌

竹节羌

羌活鲜根

条羌

川羌切片

鉴别要点

● **药材 羌活**:呈圆柱状,略弯曲,顶端有茎痕。棕褐色至黑褐色,外皮脱落处呈黄色。节间缩短,呈紧密隆起的环状,形似蚕,习称"蚕羌";或节间延长,形如竹节状,习称"竹节羌"。节上有多数点状或瘤状突起的根痕及棕色破碎鳞片。体轻,质脆,易折断。断面不平整,有多数裂隙,皮部黄棕色至暗棕色,油润,有棕色油点,木部黄白色,射线明显,髓部黄色至黄棕色。气香,味微苦而辛。以条粗长、表面色棕褐、断面菊花纹、朱砂点多、香气浓者为佳。**宽叶羌活**:根茎类圆柱形,顶端有茎及叶鞘残基。根类圆锥形,有纵皱纹及皮孔,表面棕褐色,近根茎处有较密的环纹,习称"条羌"。有的根茎粗大,不规则结节状,顶部有数个茎基,根较细,习称"大头羌"。断面略平坦,皮部浅棕色,木部黄白色。● **羌活片** 为不规则类圆形厚片。可见黄棕色朱砂点,木质部黄白色,髓部黄色或黄棕色,有放射状裂隙,周边棕褐色至褐色。体松质脆。

46. 川芎 Rhizoma Chuanxiong

药材基原 为伞形科植物川芎 *Ligusticum chuanxiong* Hort. 栽培品的干燥根茎。别名芎䓖。主产于四川都江堰市、崇庆。

药用品名 川芎、酒川芎。

药用要点 酒川芎、川芎：活血行气。祛风止痛。

用量：3~9g。

禁忌：阴虚火旺，上盛下虚及气弱之人忌服。《本草从新》载：气升痰喘不宜用。《得配本草》载：火剧中满，脾虚食少，火郁头痛皆禁用。

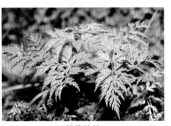

川芎植株

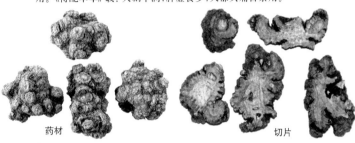

药材　　　　　　　　　　　切片　　　　　　　　　　　酒川芎

鉴别要点

● **药材** 呈不规则结节状拳形团块。黄褐色，粗糙皱缩，有多数平行隆起的轮节，其顶端有凹陷的类圆形茎痕，下侧及轮节上有多数小瘤状根痕。断面黄白色或灰黄色，可见波状或不规则多角形环纹（形成层），散有黄棕色小油点（油室）。气浓香，味苦辛，微回甜，稍有麻舌感。一般以个大饱满、质坚、香气浓厚、油性大者为佳。● **川芎片** 为不规则的片状形如蝴蝶，习称"蝴蝶片"。切面光滑，黄白色或灰黄色，有波状环纹（形成层）或有隐现不规则的筋脉纹，散有黄棕色小油点（油室）；周边黄褐色或棕褐色，粗糙不整齐，多深缺刻，有时可见须根痕、茎痕及环节。● **酒川芎** 色略深，偶见焦斑。略有酒气。

47. 藁本 Rhizoma Ligustici

药材基原 为伞形科植物藁本 *Ligusticum sinense* Oliv. 或辽藁本 *Ligusticum jeholense* Nakai et Kitag. 的干燥根茎和根。分布于河南、陕西、甘肃、江西、云南等地。

药用品名 藁本。

药用要点 藁本：祛风、散寒、除湿、止痛。

用量：3~9g。

禁忌：血虚头痛忌服。《本草经集注》载：恶闾茹。《药性论》载：畏青葙子。《本草经疏》载：温病头痛，发热口渴或骨疼，及伤寒发于春夏，阳证头痛，产后血虚，虚火炎头痛，皆不宜服。变态反应：头部及全身出现多个鲜红或白色风斑块。

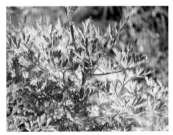

辽藁本植株

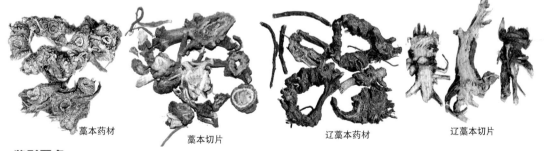

藁本药材　　　　藁本切片　　　　辽藁本药材　　　　辽藁本切片

鉴别要点

● **药材** 根茎呈不规则结节状圆柱形，稍扭曲，有分枝。棕褐色或暗棕色，粗糙，有纵皱纹，上侧残留数个凹陷的圆形茎基，下侧有多数点状突起的根痕和残根。断面黄色或黄白色，纤维状。气浓香，味辛、苦、微麻。以个大体粗、质坚、香气浓郁者为佳。● **藁本片** 不规则的厚片。外表皮棕褐色至黑褐色，粗糙。切面黄白色至浅黄褐色，有裂隙或孔洞，纤维性。气浓香，味辛、苦、微麻。● **辽藁本片** 外表皮可见根痕和残根突起呈毛刺状，或有呈枯朽空洞的老茎残基。切面木部有放射状纹理和裂隙。

48. 防风 Radix Ledebouriellae

药材基原 为伞形科植物防风 *Saposhnikovia divaricata* (Turcz.) Schischk. 的干燥根。主产于内蒙古、东北地区者，习称关防风、东防风、西防风。

药用品名 防风

药用要点 防风：解表祛风、胜湿、止痉。

用量：4.5~9g。

禁忌：阴血亏虚、热病动风者不宜使用，血虚痉急或头痛不因风邪者忌服。《本草经集注》载：恶干姜、藜芦、白蔹、芫花。《唐本草》载：畏草薢。《得配本草》载：元气虚，病不因风湿者禁用。

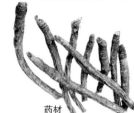
药材

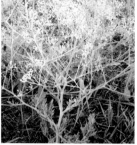
防风植株

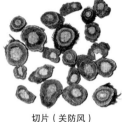
切片（关防风）

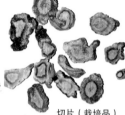
切片（栽培品）

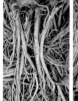
商品药材（栽培品）

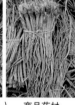
商品药材

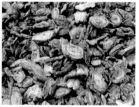
祁防风切片

鉴别要点

● **药材** 呈圆锥形或长圆柱形，下部渐细。灰黄色或灰褐色；顶端钝尖，根头部多有密集的细环节状如蚯蚓，习称"蚯蚓头"或"旗杆顶"，细环节上带有部分黄色纤维状毛须，细环节之下多纵皱纹并有横长皮孔及点状突起的须根痕。断面有黄色圆心（木质部），心外围有棕色环（形成层），最外层淡黄棕色（皮部），散生黄棕色油点，有裂隙，习称"菊花心"。有特异香气。一般以条粗长、单枝顺直、根头部环纹紧密（蚯蚓头明显）、质松软、断面菊花心明显者为佳。● **防风片** 为圆形或长圆形的厚片。黄白色或浅黄色，木部圆形，有的可见小型髓部，形成层环色深，皮部棕色，有多数放射状裂隙及众多细小油点。气微香，味甜。

49. 柴胡 Radix Bupleuri

药材基原 为伞形科植物柴胡 *Bupleurum chinense* DC 或狭叶柴胡 *Bupleurum scorzonerifolium* Willd. 的干燥根。前者习称"北柴胡"，后者习称"南柴胡""红柴胡"。北柴胡主产于河北、河南、内蒙古、东北地区。南柴胡主产于陕西、内蒙古、河北、江苏、安徽。

药用品名 柴胡、醋柴胡。

药用要点 柴胡：和解表里，升阳。

醋柴胡：舒肝。

用量：3~9g。

禁忌：肝阳上亢，肝风内动，阴虚火旺及气机上逆者忌用或慎用。

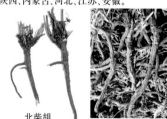
北柴胡

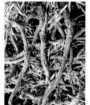
北柴胡商品药材（廉桥）

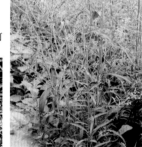
柴胡植株

南柴胡

南柴胡片

北柴胡片

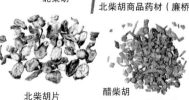
醋柴胡

切片（安国）

鉴别要点

● **药材** **北柴胡**：呈圆柱形或长圆锥形，根头膨大，顶端残留3~15个茎基或短纤维状叶基，下部分枝。断面黑褐色或浅棕色；显片状纤维性，皮部浅棕色，木部黄白色。气微香，味微苦。一般以主根粗长、分枝少、残留茎枝少、质地柔软者为佳。**南柴胡**：圆锥形，下部多不分枝或少分枝。表面红棕色或黑棕色，靠近根头处多有紧密环纹；断面略平坦，不显纤维性。有败油气。● **柴胡片** 圆形、类圆形、长圆形或不规则的片状，有的呈段片状；切面淡黄色，皮部薄，呈棕色或棕黄色，木部宽广，呈黄色，年长者强烈木化呈数层环状；周边棕褐色或黄棕色。气微香，味微苦。

● **醋柴胡片** 色泽加深，有醋气。

50. 前胡 Radix Peucedani

药材基原 为伞形科植物白花前胡 *Peucedanum praeruptorum* Dunn 或紫花前胡 *Peucedanum decursivum* Maxim. 的干燥根，药材依次称为"鸡脚前胡""鸭脚前胡"。主产于浙江、江苏、江西等地，浙江产白花前胡为道地药材。

药用品名 前胡、蜜前胡。

药用要点 前胡：解表祛风、胜湿、止痉。

　　用量：4.5~9g。

　　禁忌：凡阴虚火炽、煎熬真阴、凝结为痰而发咳喘者禁用。真气虚而气不归元以致胸胁逆满、阴血虚头痛、内热心烦而外现寒热、非外感者皆禁用。前胡半夏为之使，恶皂荚、畏藜芦。

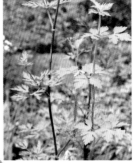

白花前胡植株

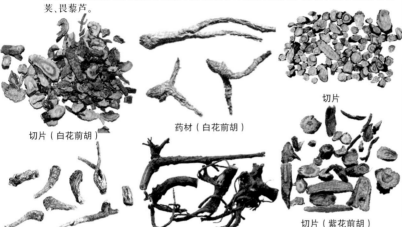

切片（白花前胡）　　药材（白花前胡）　　切片

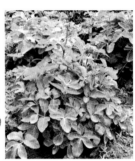

药材（紫花前胡）　　药材（紫花前胡）　　切片（紫花前胡）　　紫花前胡植株

鉴别要点

● **药材　白花前胡**：呈不规则圆锥形、圆柱形或纺锤形，稍扭曲，下部常有分枝。黑褐色至灰黄色，根头部多有茎痕，外围有叶鞘残存的纤维毛状物，上端有密集的横向环纹，习称"蚯蚓头"，下部有纵沟或纵纹，并有凸起的横向皮孔。断面不整齐，淡黄白色，可见棕色环；皮部约占断面的3/5，淡黄色，散有多数棕黄色小点；木部黄棕色，显放射状纹理。气芳香，味先甜后微苦辛。一般均以根粗壮、皮部肉质厚、质柔软、断面油点多、香气浓者为佳。**紫花前胡**：主根有时残留圆柱形茎基，无纤维毛状物，横向环纹不明显。断面类白色，油点少，木部占断面的1/2或更多，放射状纹理不明显。气微芳香，带油腥气，味淡而后苦辛。● **前胡片** 为不规则类圆形薄片。切面淡黄白色或类白色，形成层环棕色或浅棕色，皮部散在多数棕黄色油点；周边黑褐色或灰黄色。气芳香，味微苦、辛。● **蜜前胡** 切面深黄色，略有光泽，味微甜、略辛。

---

51. 北沙参 Radix Glehniae

药材基原 为伞形科植物珊瑚菜 *Glehnia littoralis* Fr. Schm. ex Miq. 的干燥根。主产于山东等地，习称东沙参、辽沙参、莱阳参、条沙参。

药用品名 北沙参。

药用要点 北沙参：清肺养阴、益胃生津。

　　用量：4.5~9g。

　　禁忌：不宜与藜芦同用。风寒作嗽及肺胃虚寒者忌服。

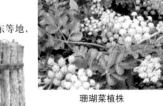

珊瑚菜植株

鉴别要点

● **药材** 呈细长圆柱形，偶有分枝；顶端常留有棕黄色根茎残基，上端稍细，中部略粗，下部渐细。断面淡黄白色，粗糙，偶有残存外皮，全体有细纵皱纹或纵沟，并有棕黄色点状细根痕；质脆，易折断。皮部浅黄白色，木部黄色。气特异，味微甜。一般以枝条细长、圆柱形、均匀、质坚、外皮色白净者为佳。● **北沙参片** 为厚段片，外表淡黄白色，切面有黄心，中心有网纹，半透明。

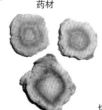

药材

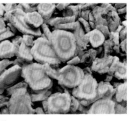

切片

52. 龙胆 Radix Gentianae

药材基原 为龙胆科植物龙胆 *Gentiana scabra* Bunge、三花龙胆 *Gentiana triflora* Pall.、条叶龙胆 *Gentiana manshurica* Kitag. 或坚龙胆 *Gentiana rigescens* Franch. 的干燥根及根茎。前 3 种习称"龙胆"或"关龙胆"，后一种习称"坚龙胆"或"川龙胆"。条叶龙胆、龙胆和三花龙胆主产于内蒙古和东北地区。坚龙胆主产于云南、四川等地。

药用品名 龙胆、酒龙胆。

药用要点 龙胆、酒龙胆：清热燥湿，泻肝胆火。
用量：3~6g。
禁忌：脾胃虚寒者忌用。

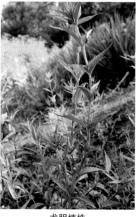

龙胆植株

关龙胆

关龙胆段　　　　　坚龙胆段　　　　　坚龙胆

鉴别要点

● **药材　关龙胆**：根茎呈不规则块状。根呈圆柱形，略扭曲。根表面淡黄色或黄棕色，上部有细密的横皱纹，下部有纵皱纹及细根痕。断面略平坦，黄棕色，木部有5~8个黄白色点状木质部束环列，髓明显。极苦。一般以根条粗大饱满、长条顺直、根上部有环纹、不带茎枝、黄色、质柔软、味极苦者为佳。**坚龙胆**：根茎短，根细长而稍弯曲。表面黄棕色或红棕色，有细纵皱纹，无横皱纹，外皮易脱落。断面棕色，中央木部呈黄白色圆心，易与皮部分离。以根细长、黄色及黄棕色者为佳。● **龙胆片** 为不规则的圆形厚片或段。黄白色或淡黄棕色，切面中心有隐现的筋脉点，有裂隙。● **酒龙胆** 色泽加深，微有酒气。

53. 秦艽 Radix Gentianae Macrophyllae

药材基原 为龙胆科植物秦艽 *Gentiana macrophylla* Pall.、麻花秦艽 *Gentiana straminea* Maxim.、粗茎秦艽 *Gentiana crassicaulis* Duthie ex Burk. 或小秦艽 *Gentiana dahurica* Fisch. 的干燥根。前 3 种药材按性状不同分别称为"萝卜艽"和"麻花艽"，后一种称为"小秦艽"。主产于甘肃、陕西、内蒙古等地。甘肃、陕西所产者称"西秦艽"。

药用品名 秦艽。

药用要点 秦艽：祛风湿，清湿热，止痹痛。
用量：3~9g。
禁忌：久痛虚羸，溲多、便滑者忌服。

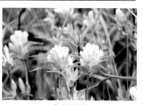

秦艽植株

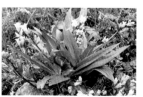

麻花秦艽植株

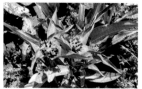

粗茎秦艽植株

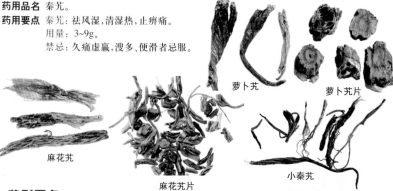

萝卜艽　　　萝卜艽片

麻花艽

麻花艽片　　　小秦艽

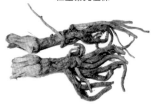

药材（云南栽培品）

鉴别要点

● **药材　萝卜艽**：呈类圆柱形，上粗下细，扭曲不直。黄棕色或灰黄色，有纵向或扭曲的纵皱纹；顶端有残存茎基及纤维状叶鞘。柔润，皮部黄色或棕黄色，木部黄色。气特异，味苦、微涩。一般以条粗、质坚实、体重、色棕黄、气浓者为佳。**麻花艽**：类圆锥形，多由数个小根纠聚而膨大。表面棕褐色，粗糙，有裂隙，呈网状。质松脆，易折断，断面多呈枯朽状。**小秦艽**：呈类圆锥形或类圆柱形。表面黄棕色；主根通常1个，残存的茎基有纤维状叶鞘，下部多分枝。断面黄白色。● **秦艽片** 不规则的圆形厚片。切面外层黄白色或棕黄色，中心有黄色木心，显油性。

54. 徐长卿 Radix Cynanchi Paniculati

药材基原 为萝藦科植物徐长卿 *Cynanchum paniculatum* (Bge.) Kitag. 的干燥根及根茎。
药用品名 徐长卿。
药用要点 徐长卿：祛风化湿，止痛止痒。
用量：3~12g。
禁忌：体弱者慎服。

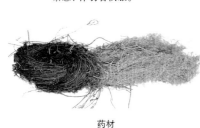

药材

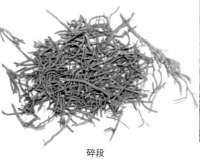

碎段

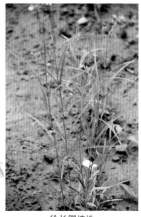

徐长卿植株

鉴别要点

药材 根茎呈不规则柱状，有盘节，有的顶端带有残茎。根呈细长圆柱形，弯曲。淡黄白色至淡棕黄色，或棕色；有微细的纵皱纹，并有纤细的须根。质脆，易折断。粉性，皮部类白色或黄白色，形成层环淡棕色，木质部细小。气香，味微辛凉。

---

55. 白前 Rhizoma Cynanchi Stauntonii

药材基原 为萝藦科植物柳叶白前 *Cynanchum stauntonii* (Decne.) Lévl. 的干燥根茎及根。主产于浙江、安徽等地。
药用品名 白前、炒白前、蜜白前。
药用要点 白前：降气化痰，止咳。
炒白前：温肺散寒、化痰止咳。
蜜白前：润肺止咳。
用量：3~9g。
禁忌：咳喘属气虚不归元者不宜。

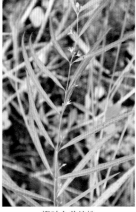

柳叶白前植株

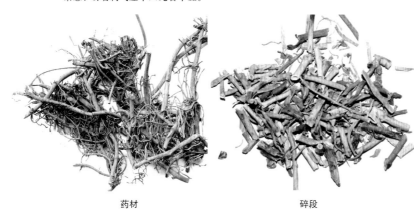

药材   碎段

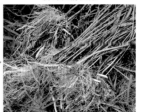

柳叶白前根及根茎

鉴别要点

● **药材** 根茎圆柱形，有分枝。根纤细而弯曲，簇生于节处，多次分枝成毛须状，常盘结成团。黄白色至黄棕色，有细纵皱纹，节明显，顶端有数个残茎。断面白色，中空或有膜质髓。气微味苦。以根茎粗壮、须根长者为佳。● **炒白前** 形如白前，表面老黄色。● **蜜白前** 表面金黄色，略带黏性，味甜。

56. 白薇 Radix Cynanchi Atrati

药材基原 为萝藦科植物直立白薇 *Cynanchum atratum* Bge. 或蔓生白薇 *Cynanchum versicolor* Bge. 的干燥根。主产于辽宁、河北、河南、山东、安徽等地。

药用品名 白薇。

药用要点 白薇：清热凉血，利尿通淋，解毒疗疮。

用量：4.5~9g。

禁忌：《本草经集注》载：恶黄芪、大黄、大戟、干姜、干漆、大枣、山茱萸。《本草经疏》载：凡伤寒及天行热病，或汗多亡阳过甚，或内虚不思食，食亦不消，或下后内虚，腹中觉冷，或因下过甚，泄泻不止，皆不可服。血分无热、中寒便滑、阳气外越者慎服。

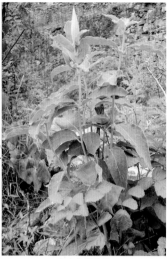

直立白薇植株

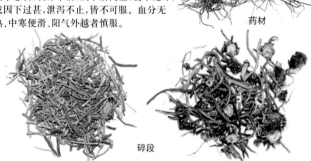

药材

碎段

鉴别要点

药材 根茎类圆柱形略横向弯曲，呈结节状；根呈细长圆柱状，有时弯曲或卷曲，丛生于根茎上，形如马尾。根茎灰棕色至棕色；根黄棕色，有细纵皱。质坚脆，易折断，断面略平坦，折断时有粉飞出。气微弱，味苦。以根色黄棕、粗壮、条匀、断面白色实心者为佳。

---

57. 巴戟天 Radix Morindae Officinalis

药材基原 为茜草科植物巴戟天 *Morinda officinalis* How. 的干燥根。主产于广东、广西、福建等地。

药用品名 巴戟天、巴戟肉、盐巴戟天。

药用要点 盐巴戟天：补肾阳，强筋骨。

巴戟天：祛风湿。

用量：3~9g。

禁忌：阴虚火旺者忌服。《得配本草》载：火旺泄精，阴虚水乏，小便不利，口舌干燥，四者禁用。

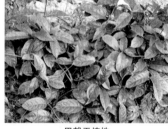

巴戟天植株

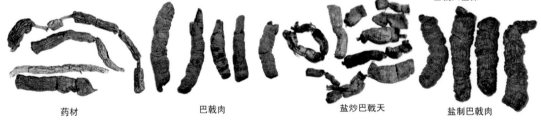

药材　　　　　　巴戟肉　　　　　盐炒巴戟天　　　盐制巴戟肉

鉴别要点

● **野生品** 呈弯曲的圆柱形连珠状。粗糙，横裂纹明显，淡棕色或棕褐色，有明显而较深的皱缩纹；质坚实，断面灰棕色或紫褐色，中央木心较大。味甜微涩，嚼之有痒舌感。一般以条大而呈连珠状、肉厚、色紫、质软、内心木细、味微甜、体干者为佳。● **栽培品** 呈弯曲的扁圆柱形或扁条形。表面土灰色或土灰黄色，有粗而不深的皱缩纹；质坚实而略柔软，不易折断，横切面皮部淡黄色或紫色，易剥离，中央有木心，木部呈齿轮状。甜、略涩。● **进口品** 呈条状弯曲的圆柱形。表面粗糙，横裂明显，灰棕色或棕褐色；质坚实，断面皮部灰棕色，木部较粗。● **盐巴戟天** 呈空心扁圆筒状的段。表面灰褐色，切面淡紫色。略有咸味。

58. 茜草 Radix Rubiae

药材基原 为茜草科植物茜草 *Rubia cordifolia* L. 的干燥根及根茎。主产于陕西、河北、山东、河南、安徽、江苏、山西等地。

药用品名 茜草、茜草炭。

药用要点 茜草：凉血，祛瘀通经。
茜草炭：止血。
用量：6~9g。
禁忌：脾胃虚寒及无瘀滞者慎服。

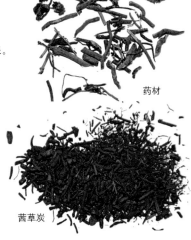
药材

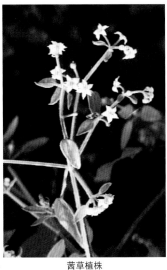
茜草植株

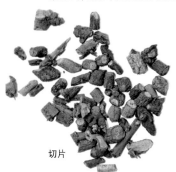
切片

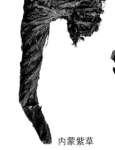
茜草炭

鉴别要点

● **药材** 根茎呈结节状。根呈圆柱形，常弯曲。红棕色或棕色，有细纵皱纹及少数须根痕，皮部易剥落，露出黄红色木部。断面平坦，皮部窄，紫红色，木部宽广，浅黄红色，可见多数小孔。微苦，久嚼刺舌。一般以根条粗长、表面红棕色、内碴橙红色、无茎基及细根少者为佳。● **茜草片** 呈类圆形片状或小段。棕红色，有多数小孔；外皮棕红色或暗红色。● **茜草炭** 焦黑色，内部暗棕色。味焦苦。

59. 紫草 Radix Arnebiae

药材基原 为紫草科植物新疆紫草 *Arnebia euchroma* (Royle) Johnst. 、内蒙紫草 *Arnebia guttata* Bunge 的干燥根，前者习称"软紫草"。分布于新疆、内蒙古、甘肃及西藏西部。

药用品名 紫草。

药用要点 紫草：凉血，活血，解毒透疹。
用量：3~9g。
禁忌：胃肠虚弱、大便滑泄者慎服。

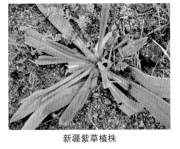
新疆紫草植株

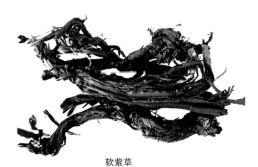
软紫草

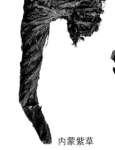
内蒙紫草

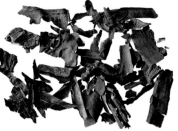
切片

鉴别要点

药材 **软紫草**：不规则的长圆柱形，多扭曲。紫红色或紫褐色，皮部疏松，呈条形片状。常10余层重叠，易剥落。顶端有的可见分歧的茎残基。气特异，味苦、涩。**内蒙紫草**：呈圆锥形或圆柱形，扭曲。根头部略粗大，顶端有1或多个残茎，被短硬毛。紫红色或暗紫色，皮部略薄，常数层相叠，易剥离。质硬而脆，易折断，断面较整齐，皮部紫红色，木质部较小，黄白色。气特异，味涩。均以条粗长、肥大、色紫、皮厚、木心小者为佳。

60. 丹参 Radix Salviae Miltiorrhizae

药材基原 为唇形科植物丹参 *Salvia miltiorrhiza* Bge. 栽培品的干燥根及根茎。主产于四川、山东等地。野生品种极少，称"川野丹参"。

药用品名 丹参、川丹参、酒丹参、醋丹参、丹参炭。

药用要点 丹参：祛瘀止痛，活血通经，清心除烦。

酒丹参：祛瘀止痛，活血通经。

醋丹参：祛瘀止痛。

丹参炭：偏于止血。

用量：9~15g。

禁忌：不宜与藜芦同用。丹参活血也会引起大出血；服用抗凝结药物的心脏病人，如同时服用丹参，小心引起严重出血。

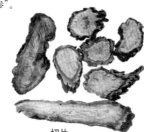

切片

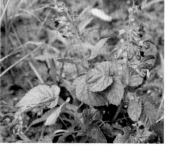

丹参植株

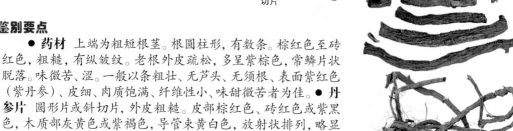

药材

鉴别要点

● **药材** 上端为粗短根茎。根圆柱形，有数条。棕红色至砖红色，粗糙，有纵皱纹。老根外皮疏松，多呈紫棕色，常鳞片状脱落。味微苦、涩。一般以条粗壮、无芦头、无须根、表面紫红色（紫丹参）、皮细、肉质饱满、纤维性小、味甜微苦者为佳。● **丹参片** 圆形片或斜切片，外皮粗糙。皮部棕红色、砖红色或紫黑色，木质部灰黄色或紫褐色，导管束黄白色，放射状排列，略显粉质或角质样。● **酒炒丹参** 全体带暗黄色。● **醋炒丹参** 略有醋气。● **丹参炭** 表面焦黑色。

61. 黄芩 Radix Scutellaiae

药材基原 为唇形科植物黄芩 *Scutellaria baicalensis* Georgi 野生品种的干燥根。老根中间枯朽成空洞者为"枯芩"，新根、幼根中间无空洞者称"子芩"。主产山西、河北、内蒙古、东北、山东、河南等地。

药用品名 黄芩、酒黄芩、黄芩炭。

药用要点 黄芩：清热燥湿，泻火解毒，止血，安胎。

枯芩：清上焦肺火。

子芩：泻大肠湿热。

酒黄芩：清上焦热。

黄芩炭：止血。

用量：3~9g。

禁忌：脾胃虚寒，少食便溏者禁服。《本草经集注》载：恶葱实。畏丹砂、牡丹、藜芦。《本草经疏》载：凡中寒作泻，中寒腹痛，肝肾虚而少腹痛、血虚腹痛，脾虚泄泻，肾虚溏泻，脾虚水肿，血枯经闭气虚小便不利，肺受寒邪喘咳及血虚胎不安、阴虚淋露，禁用。

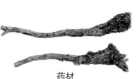

药材

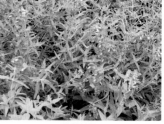

黄芩植株

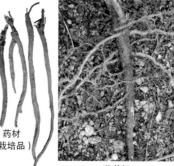

黄芩根

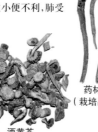

药材
（栽培品）

切片

黄芩炭

酒黄芩

鉴别要点

● **药材** 圆锥形，扭曲。表面棕黄色或深黄色，有细根痕，顶端有茎痕或残留茎基，上部较粗糙，有扭曲的纵皱纹或不规则的网纹，下部有顺纹。**枯芩**：中央暗棕色或棕黑色，枯朽状或空洞状。**子芩**：断面黄色，中间红棕色，中央坚实。苦。以条长、质坚实、色黄者为佳。

● **酒黄芩** 表面深黄色。● **黄芩炭** 表面黑褐色。

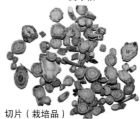

切片（栽培品）

62. 玄参 Rhizoma Scrophulariae

药材基原 为玄参科植物玄参 *Scrophularia ningpoensis* Hemsl. 栽培品的干燥根。主产于浙江、湖北等地。以浙江东阳、磐安等地产者为道地药材，被称为"浙玄参"。

药用品名 玄参。

药用要点 玄参：清热凉血，泻火解毒，滋阴。
用量：9~15g。
禁忌：脾胃虚寒，少食便溏或有湿者禁服。《本草经集注》载：恶黄芪、干姜、大枣、山茱萸。反藜芦。

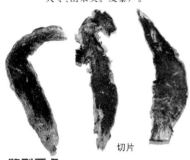
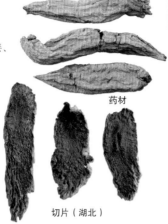
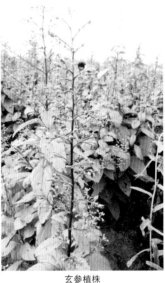

药材

切片　　　　　切片（湖北）　　　　　玄参植株

鉴别要点

药材 类圆形，中间略粗或上粗下细，有的略弯曲似"羊角状"。表面灰黄色或棕褐色，有明显的纵沟和横向的皮孔。断面略平坦，乌黑色，微有光泽。有焦糖气，味甜、微苦。以条粗壮、质坚实、断面色黑者为佳。

---

63. 地黄 Radix Rehmanniae

药材基原 为玄参科植物地黄 *Rehmannia glutinosa* Libosch. 栽培品的干燥根。主产于河南，被称为"怀地黄"为道地药材。

药用品名 鲜地黄、生地黄、熟地黄、地黄炭。

药用要点 鲜地黄：清热凉血，生津润燥。
生地黄：滋阴，清热，凉血止血。
熟地黄：补血养阴，填精益髓。
地黄炭：凉血，止血。
用量：鲜地黄、生地黄 9~15g；熟地黄 9~30g；地黄炭 9~15g。

禁忌：鲜地黄，胃虚少食、脾虚有湿者慎服；生地黄，脾虚泄泻、胃寒食少、有痰饮者禁服；熟地黄，脾胃虚弱，气滞痰多腹满便溏者禁服。

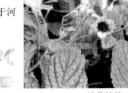

鲜地黄

地黄植株

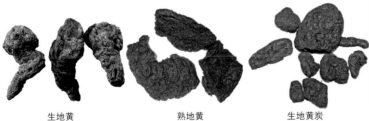
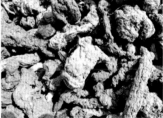

生地黄　　　　　熟地黄　　　　　生地黄炭　　　　　地黄商品药材

鉴别要点

● **药材 鲜地黄**：纺锤形或长条形。表面红棕色，有弯曲的横曲纹及横长的皮孔。皮部浅黄色，有橙红色的油点。木部黄白色，呈放射状。甜、微苦。以条粗长直者为佳。**生地黄**：不规则的团块或长圆形，中间膨大，两头稍细；有的长条形而略扭曲。灰黑色或灰棕色，极皱缩。灰黑色、棕黑色或乌黑色。以块大、体重、断面乌黑油润、味甘者为佳。● **熟地黄** 不规则的块状；表面乌黑色，有光泽，黏性，质柔软而带韧性，断面乌黑色。● **地黄炭** 表面焦黑色，体轻，质地松泡膨胀，断面中央棕黑色，有蜂窝状裂隙。

64. 胡黄连 Rhizoma Picrorhizae

药材基原 为玄参科植物胡黄连 *Picrorhiza scrophulariiflora* Pennell 的干燥根茎。主产西藏南部、云南西北部及四川西部。

药用品名 胡黄连。

药用要点 胡黄连：清湿热，除骨蒸，消疳热。
用量：3~9g。
禁忌：脾胃虚弱者慎服。

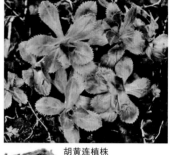

胡黄连植株

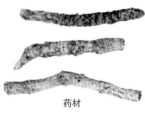

药材

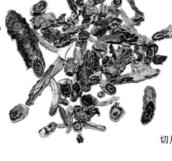

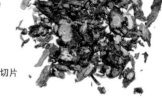

切片

鉴别要点

● **药材** 圆柱形，略弯曲，偶有分枝。灰棕色至暗棕色，粗糙，有较密的环状节、稍隆起的芽痕或根痕，上端密被暗棕色鳞片状的叶柄残基。断面略平坦，淡棕色至暗棕色，木质部有4~10个类白色点状维管束排列成环。味极苦。以条粗、质脆、苦味浓者为佳。

65. 续断 Radix Dipsaci

药材基原 为川续断科植物川续断 *Dipsacus asper* Wall. Y. Cheng ex Henry. 的干燥根。主产江西、湖北、湖南、四川、贵州、云南、西藏等地。

药用品名 续断、酒续断、盐续断。

药用要点 续断：补肝肾，强筋骨，续折伤，止崩漏。
酒续断：强筋骨，续折伤
盐续断：补肝肾
用量：9~15g。
禁忌：《本草经集注》载：恶雷丸。
《得配本草》载：初痢勿用，怒气郁者禁用。

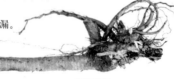

川续断根

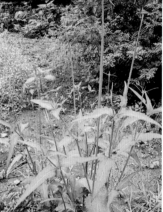

川续断植株

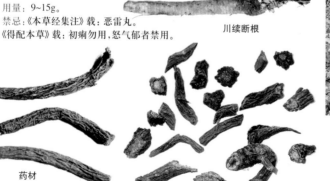

药材

切片

鉴别要点

● **药材** 圆柱形，略扁而微弯曲。黄褐色或灰褐色，有明显而扭曲的沟纹、纵皱纹及横长皮孔。气微香，味苦，微甜而后涩。以条粗、质软、内部黑绿色者为佳。● **酒续断** 表面浅黑色或灰褐色，略有酒气。● **盐续断** 表面黑褐色。

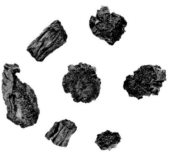

盐续断

66. 桔梗 Radix Platycodonis

药材基原 为桔梗科植物桔梗 *Platycodon grandiflorum*（Jacq.）A. DC. 栽培品的干燥根。主产于东北、华北，华东地区产者为道地药材。

药用品名 桔梗。

药用要点 桔梗：宣肺，祛痰，利咽，排脓。
用量：3~9g。
禁忌：阴虚久嗽、咳血及气逆者禁服。
《本经逢原》载：阴虚久嗽不宜用，以其通阳泄气也。

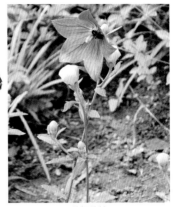

桔梗植株

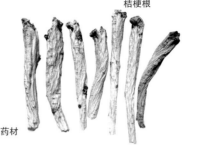

桔梗根

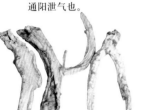

药材

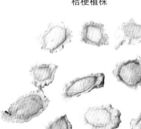

鉴别要点

药材 圆柱形或长纺锤形。去外皮者白色或淡黄白色，有扭曲的纵沟。根茎有数个半月形茎痕。断面有棕色环，皮部类白色，有裂隙，木部淡黄白色。微甜后苦。以条粗均匀、坚实、洁白、味苦者佳。

切片

67. 党参 Radix Codonopsis

药材基原 为桔梗科植物党参 *Codonopsis pilosula*（Franch.）Nannf.、素花党参 *Codonopsis pilosula* Nannf. var. *modesta*（Nannf.）L. T. Shen 或川党参 *Codonopsis tangshen* Oliv. 的干燥根。党参（野生品种）主产于东北地区、山西、陕西、甘肃、河南、四川、云南等地，习称"东党""台党"。栽培品主产于山西平顺、长治、壶关等地，被称为"潞党"。素花党参主产于甘肃岷县、四川南坪、松潘等地，被称为"西党"。川党参主产于四川、湖北等地，被称为"川党"。药材以潞党为主流。

药用品名 党参、（米）炒党参。

药用要点 党参：健脾补肺，益气生津。
炒党参：健脾补肺。
用量：9~30g。
禁忌：实证、热证禁服；正虚邪实证，不宜单独应用。

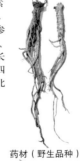

药材（野生品种）

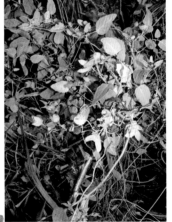

党参植株

药材

切片

切段

鉴别要点

● **药材 党参**：根略呈圆柱形、纺锤状圆柱形或长圆锥形，少分枝。灰黄色、灰棕色或红棕色，有不规则纵沟及疏横长皮孔，环纹以根头处密（栽培品少或无）；根头有多数突起的茎痕及芽痕，集成球状，习称"狮子盘头"；支根断处有黑褐色胶状物。断面皮部较厚，黄白色、淡棕色或棕褐色，常有裂隙，形成层环深棕色，木部淡黄色。气微香，味甜。以条肥大粗壮、质柔、香气浓、甜味重，嚼之无渣者为佳。**素花党参**：表面黄白色或灰黄色，根头下部环纹致密常达1/2以上。**川党参**：表面灰黄色或黄棕色。有明显的纵沟。断面裂隙较少。● **（米）炒党参** 表面深黄色，偶有焦斑。

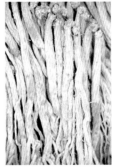

党参商品药材

68. 南沙参 Radix Adenophorae

药材基原 为桔梗科植物轮叶沙参 *Adenophora tetraphylla* (Thunb.) Fisch. 或沙参 *Adenophora stricta* Miq. 的干燥根。主产于安徽、江苏、浙江等地。

药用品名 南沙参、沙参。

药用要点 南沙参：养阴清肺，益胃生津，化痰，益气。
用量：9~15g。
禁忌：不宜与藜芦同用。风寒咳嗽者禁服。
《本草经集注》载：恶防己，反藜芦。

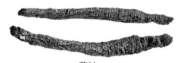
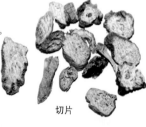

药材　　　　切片

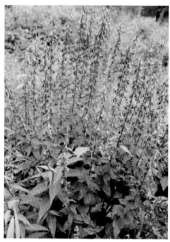

沙参植株

鉴别要点

药材 圆锥形或圆柱形，略弯曲。黄白色或淡棕黄色，上部有深陷断续的环状横纹，下部有纵纹及纵沟。微甜。以根粗大、饱满、无外皮、色黄白者为佳。

69. 川木香 Radix Vladimiriae

药材基原 为菊科植物川木香 *Vladimiria souliei* (Franch.) Ling 或灰毛川木香 *Vladimiria souliei* (Franch.) Ling var. *cinerea* Ling 的干燥根。主产于四川、西藏等地。

药用品名 川木香。

药用要点 川木香：行气止痛。
用量：3~9g。

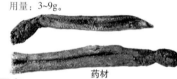
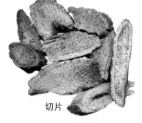

药材　　　　切片

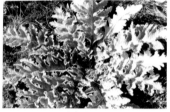

川木香植株

鉴别要点

药材 圆柱形或有纵槽的半圆柱形。黄褐色或棕褐色，有纵皱纹，外皮脱落处可见网状细脉纹；根头偶有黑色发黏的胶状物，习称"油头"。断面有深黄色稀疏油点及裂隙，木部放射状；有的中心呈枯朽状。气微香，味苦，嚼之粘牙。以条粗、质硬、香气浓者为佳。

70. 木香 Radix Aucklandiae

药材基原 为菊科植物木香 *Aucklandia lappa* Decne. 栽培品的干燥根。主产于云南等地，称为"云木香"。

药用品名 木香、煨木香。

药用要点 木香：行气止痛，健脾消食。
煨木香：涩肠止泻。
用量：3~6g。
禁忌：阴虚者慎服。《本草经疏》载：肺虚有热者，慎毋犯之。元气虚脱及阴虚内热，诸病有热，心痛属火者禁用。《得配本草》载：脏腑燥热，胃气虚弱者禁用。

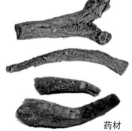
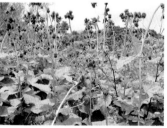

木香植株

药材

鉴别要点

● **药材** 圆柱形或半圆柱形。黄棕色至灰褐色，有明显的皱纹、纵沟及侧根痕。灰褐色至暗褐色，周边灰黄色或浅棕黄色，形成层环棕色，有放射状纹理及散在的褐色点状油室。气香特异，味微苦。以条匀均、质坚实、油性大、香气浓郁者为佳。● **煨木香** 气微香，味微苦。

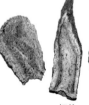

切片

71. 白术 Rhizoma Atractylodis Macrocephalae

药材基原 为菊科植物白术 *Atractylodes macrocephala* Koidz. 栽培品的干燥的根茎。主产于浙江、安徽、江西、湖北、湖南等。以浙江于潜产者质优,为道地药材,称为"于术"。湖北平江产者称为"平术"。

药用品名 白术、炒白术。

药用要点 白术:健脾益气,燥湿利水,止汗,安胎。

炒白术:健脾益气,安胎。

用量:6~12g。

禁忌:《药品化义》载:凡郁结气滞,胀闷积聚,吼喘壅塞,胃痛由火,痈疽多脓,黑瘦人气实作胀,皆宜忌用。

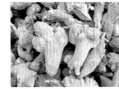
白术商品药材

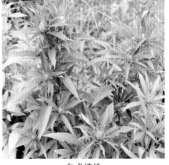
白术植株

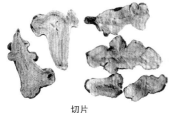
切片

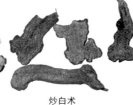
炒白术

麸炒白术

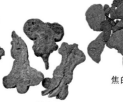
土炒白术

焦白术

鉴别要点

● **药材** 不规则的团块状,顶端有短的木质茎基或芽痕,习称"术腿"。下端两头膨大,习称"云头"。灰黄色或灰棕色,有瘤状突起,上部稀疏。烘术呈淡黄白色的角质样;生晒术皮部黄白色,木质部淡黄色或淡棕色,略呈放射状,有分散的油点。气清香,味甜,微辛,嚼之略带黏性。以个大、质坚实、断面黄白色、香气浓者为佳。● **炒白术** 表面黄棕色,偶带焦斑,略有焦香气。

72. 苍术 Rhizoma Atractylodis

药材基原 为菊科植物茅苍术 *Atractylodes lancea* (Thunb.) DC. 或北苍术 *Atractylodes chinensis* (DC.) Koidz. 的干燥根茎。茅苍术主产于江苏、山东、安徽等地。北苍术产于东北、华北等地区,习称"北苍术"。

药用品名 苍术、炒苍术。

药用要点 苍术:祛风散寒,明目。

炒苍术:燥湿健脾,明目。

用量:3~9g。

禁忌:阴虚内热,气虚多汗者禁服。

《药性论》载:忌桃、李、雀肉、菘菜、青鱼。《医学入门》载:血虚怯弱及七情气闷者慎用。误服耗气血,燥津液,虚火动而痞闷愈甚。

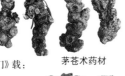
茅苍术药材

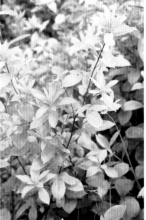
茅苍术植株

北苍术(黑河市)

切片

麸炒苍术

炒苍术(内蒙古)

鉴别要点

● **药材** **茅苍术**:呈不规则结节状或连珠状圆柱形,略弯曲。灰棕色,有横曲纹、皱纹及残留须根,顶端有茎痕或茎基。断面黄白色或灰白色,散有多数橙黄色或棕红色油室,暴露稍久,析出白色细针状结晶。气香特异,味微甜、辛、苦。**北苍术**:呈疙瘩块状或结节状圆柱形。表面黄棕色。断面散有棕色油室。以质坚实、断面朱砂点多、香气浓者为佳。● **炒苍术** 表面深黄色,散有多数棕褐色油室,有焦香气。

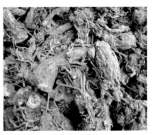
苍术商品药材

73. 紫菀 Radix Asteris

药材基原 为菊科植物紫菀 *Aster tataricus* L. f. 的干燥根及根茎。主产于东北地区和河北、陕西、甘肃等地。以河北安国,安徽亳州产者质优。

药用品名 紫菀、蜜紫菀。

药用要点 紫菀:润肺下气,消痰止咳。

蜜紫菀:润肺止咳。

用量:3~6g。

禁忌:实热者禁服。《本草经集注》载:款冬为使。恶天雄、瞿麦、雷丸、远志。畏茵陈蒿。《唐本草》载:恶蒿本。

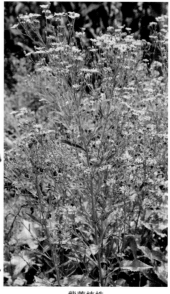

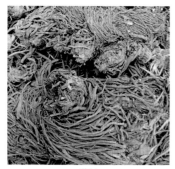

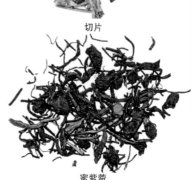

切片

药材

蜜紫菀

紫菀植株

鉴别要点

● **药材** 不规则块状,顶端有茎、叶的残基,质稍硬。细根多数,多编成辫状。紫红色或灰红色,有纵皱纹。气微香,味甜、微苦。以根长、紫红色,质柔者为佳。● **蜜紫菀** 表面棕褐色或紫褐色。

---

74. 漏芦 Radix Rhapontici

药材基原 为菊科植物祁州漏芦 *Rhaponticum uniflorum* (L.) DC. 的干燥根。主产于东北地区和内蒙古、河北、山西、陕西等地。以河北产量大。

药用品名 漏芦、祁州漏芦。

药用要点 漏芦:清热解毒,消痈,下乳,舒筋通脉。

用量:3~9g。

禁忌:气虚、疮疡平塌不起者及孕妇禁服。

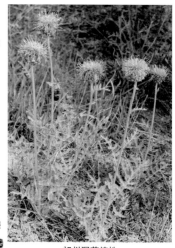

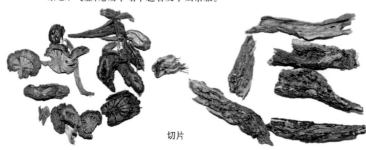

切片

祁州漏芦植株

鉴别要点

药材 圆柱形或片块状,扭曲。灰褐色或暗棕色,粗糙,有明显的纵沟纹及棱形网状裂隙。根头部膨大,有白色绒毛。气特异,味微苦。以条粗、质坚实不裂、灰黄色者为佳。

75. 泽泻 Rhizoma Alismatis

药材基原 为泽泻科植物泽泻 *Alisma orientalis* (Sam.) Juzep. 的干燥块茎。产于福建、四川等地。习称"建泽泻"和"川泽泻"。

药用品名 泽泻、盐泽泻。

药用要点 泽泻：泻热、化浊降脂。
盐泽泻：利水渗湿。
用量：6~9g。
禁忌：肾虚精滑者禁服。《本草经集注》载：畏海蛤、文蛤。

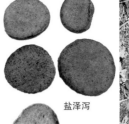
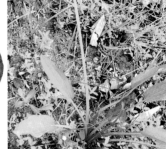

盐泽泻

泽泻植株

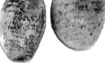

药材（广西）　　　药材（四川）

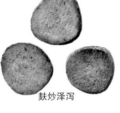

麸炒泽泻

鉴别要点

● **药材** 类球形、椭圆形或卵圆形。黄白色或淡黄棕色，有不规则的横向环状浅沟纹及多数细小突起的须根痕，底部可见瘤状芽痕。有多数小孔。微苦。以个大、质坚实、黄白色，粉性大者为佳。● **盐泽泻** 表面淡黄棕色或黄褐色，有焦斑。

---

76. 黄精 Polygonati Rhizoma

药材基原 为百合科植物滇黄精 *Polygonatum kingianum* Coll.et Hemsl.、黄精 *Polygonatum sibirifum* Red. 或多花黄精 *Polygonatum cyrtonema* Hua 的干燥根茎。按形状不同，习称"大黄精""鸡头黄精""姜形黄精"。黄精主产于河北、内蒙古、陕西等地。多花黄精主产于贵州、湖南等地。滇黄精主产于贵州、广西、云南等地。

药用品名 黄精、制黄精、酒黄精。

药用要点 黄精：补脾润燥、生津止渴。
酒黄精：补肾益血。
用量：9~15g。

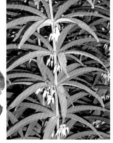

多花黄精植株

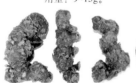
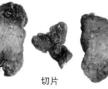

药材（姜形黄精）　　　切片

黄精植株

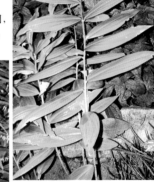

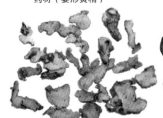

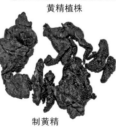
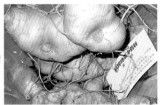

切片（鸡头黄精）　　　酒黄精　　　制黄精

大黄精根茎

鉴别要点

● **药材** **大黄精**：肥厚肉质的结节块状。表面淡黄色至黄棕色，有环节，有皱纹及须根痕，结节上侧茎痕呈圆盘状，圆周凹入，中部突出。甜，嚼之有黏性。**鸡头黄精**：结节状弯柱形，结节略呈圆锥形，常有分枝。断面黄白色或灰黄色，半透明，有纵皱纹，茎痕圆形。**姜形黄精**：呈长条结节块状，长短不等，常数个块状结节相连。表面灰黄色或黄褐色，粗糙，结节上侧有突出的圆盘状茎痕。以块大、肥润、色黄、断面透明、味甜者为佳。味苦者不可药用。● **酒黄精** 表面棕褐色至黑色，质较柔软。微有酒香气。

77. 玉竹 Rhizoma Polygonati Odorati

药材基原 为百合科植物玉竹 *Polygonatum odoratum* (Mill.) Druce 的干燥根茎。主产于湖南(湘玉竹)、河南、江苏、浙江等地。

药用品名 玉竹。

药用要点 玉竹：养阴润燥，生津止渴。
用量：6~12g。

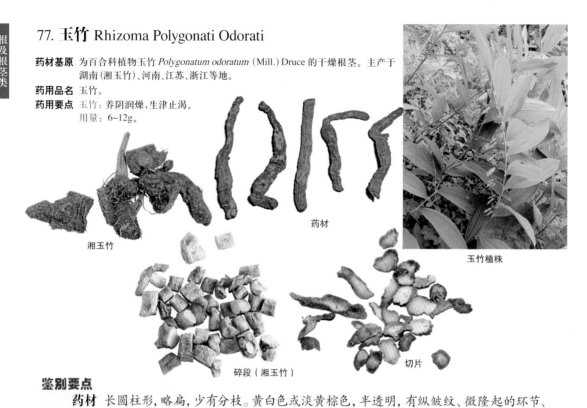

湘玉竹

药材

玉竹植株

碎段（湘玉竹）

切片

鉴别要点

　　药材 长圆柱形，略扁，少有分枝。黄白色或淡黄棕色，半透明，有纵皱纹、微隆起的环节、白色圆点状须根痕和圆盘状茎痕。断面角质样或显颗粒性。味甜，嚼之发黏。以条长、肥壮、色黄白者为佳。

---

78. 重楼 Rhizoma Paridis

药材基原 为百合科植物云南重楼 *Paris polyphylla* Smith var. *yunnanensis* (Franch.) Hand. -Mazz. 或七叶一枝花 *Paris polyphylla* Smith var. *chinensis* (Franch.) Hara 的干燥根茎。主产于云南、四川、广西、陕西、江西、江苏等地。

药用品名 重楼、蚤休。

药用要点 重楼：清热解毒，消肿止痛，熄风定惊。
用量：3~9g。

云南重楼植株

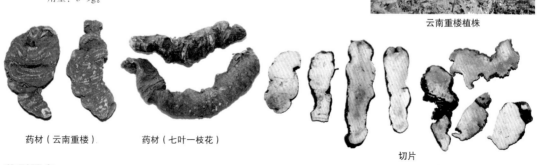

药材（云南重楼）　　　药材（七叶一枝花）

切片

鉴别要点

　　药材 呈结节状扁圆柱形，略弯曲。黄棕色或灰棕色，外皮脱落处呈白色；有层状突起的粗环纹，一面结节明显，结节上有椭圆形凹陷茎痕，另一面有疏生的须根痕。顶端有鳞叶和茎的残基。断面平坦，白色至浅棕色，粉性或角质。味微苦、麻。以条粗壮、色黄白、半透明者为佳。

79. 土茯苓 Rhizoma Smilacis Glabrae

药材基原 为百合科植物光叶菝葜 *Smilax glabra* Roxb. 的干燥根茎，多趁鲜切成薄片干燥。主产于广东、湖南、湖北、浙江、江西等地。

药用品名 土茯苓、红土苓。

药用要点 土茯苓：清热，除湿，解毒。
用量：15~60g。

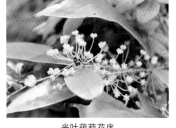

光叶菝葜花序

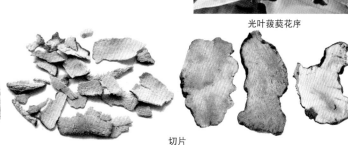

药材　　　　　　　　　　　　切片

鉴别要点

　　药材 略呈圆柱形、稍扁或呈不规则条块，有结节状隆起和短分枝。黄棕色或灰褐色，凹凸不平，有坚硬的须根残基，分枝顶端有圆形芽痕，有的外皮现不规则裂纹，并有残留的鳞叶。断面类白色至淡红棕色，粉性，可见点状维管束及多数小亮点；折断时有粉尘飞扬，以水湿润后有黏滑感。味微甜、涩。以断面色淡棕、粉性足者为佳。

80. 天冬 Radix Asparagi

药材基原 为百合科植物天冬 *Asparagus cochinchinensis* (Lour.) Merr. 的干燥块根。主产于贵州、四川、广西等地。

药用品名 天门冬、明天冬、炒天冬、炙天冬。

药用要点 天冬：养阴润燥，清肺生津。
用量：6~12g。

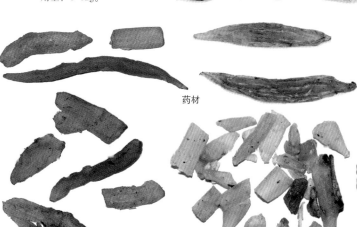

药材

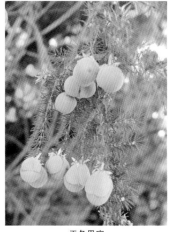

天冬果实

碎段　　　　　炒天冬

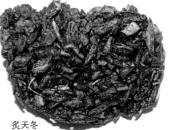

炙天冬

鉴别要点

　　药材 呈长纺锤形，略弯曲。黄白色至淡黄棕色，半透明，光滑或有深浅不等的纵皱纹，偶有残存的灰棕色外皮。质硬或柔润，有黏性。断面角质样，中柱黄白色。味甜、微苦。以条粗壮、色黄白、半透明者为佳。

81. 川贝母 Bulbus Fritillariae Cirrhosae

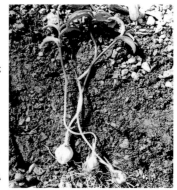

药材基原 为百合科植物川贝母 *FritiLlaria cirrhosa* D. Don、暗紫贝母 *FritiLlaria unibracteata* Hsiao et K.C.Hsia、甘肃贝母 *Fritillaria przewals* kii Maxim. ex Batal、梭砂贝母 *Fritillaria delavayi* Franch. 的干燥鳞茎。按性状不同分别习称"松贝""青贝""炉贝"。主产于四川、甘肃、青海、西藏、云南等地。

药用品名 川贝母、川贝。

药用要点 川贝母：清热润肺，化痰止咳。

　　　　　　用量：3~9g。

注意 不宜与乌头类药材同用。

附注 太白贝母 *Fritillaria taipaiensis* P.Y.Li 或瓦布贝母 *Fritillaria unibracteata* Hsiao et K. C. Hsia var. *wabuensis*（S Y. Tang et S C. Yue）Z.D.Liu, S.Wang et S. C. Chen 的干燥鳞茎，2010 版中国药典收载。呈类扁球形或短圆柱形。表面类白色或浅棕黄色稍粗糙，有浅黄色斑点。外层鳞叶 2 瓣，大小相近，顶部多开裂而较平。

梭砂贝母植株

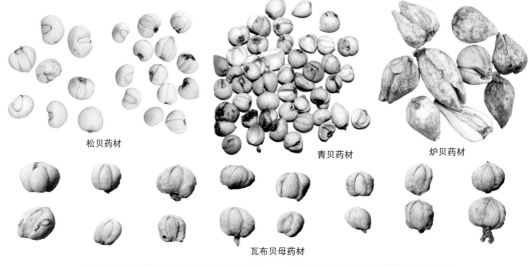

松贝药材　　　　　　　　　　　青贝药材　　　　　　　炉贝药材

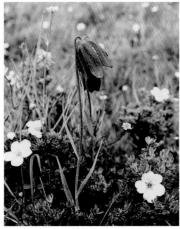

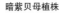

瓦布贝母药材

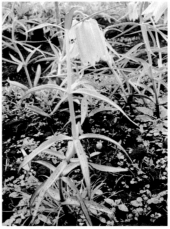

暗紫贝母植株　　　　　　　　　　瓦布贝母植株

鉴别要点

药材 **松贝**：呈类圆锥形或近球形。类白色。外层鳞叶2瓣，大小悬殊，大瓣紧抱小瓣，未抱部分呈新月形，习称"怀中抱月"；顶部闭合，内有类圆柱形、顶端稍尖的心芽和小鳞叶1~2枚；先端钝圆或稍尖，底部平，微凹入，中心有一灰褐色的鳞茎盘，偶有残存须根。白色，富粉性。味微苦。**青贝**：呈类扁球形。外层鳞叶2瓣，大小相近，相对抱合，顶部开裂，内有心芽和小鳞叶2~3枚及细圆柱形的残茎。**炉贝**：呈长圆锥形。类白色或浅棕黄色，有棕色斑点。外层鳞叶2瓣，大小相近，顶部开裂而略尖，基部稍尖或较钝。以个小、完整、色白、质坚实、粉性足者为佳。

82. 浙贝母 Bulbus Fritillariae Thunbergii

药材基原 为百合科植物浙贝母 *Fritillara thunbergii* Miq. 的干燥鳞茎。大者除去芯芽,习
称"大贝";小者不去芯芽,习称"珠贝"或"小贝"。主产于浙江。
药用品名 浙贝母、大贝。
药用要点 浙贝母:清热散结,化痰止咳。
　　　　　用量:3~9g。
注意 不宜与乌头类药材同用。

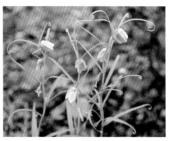

浙贝母植株

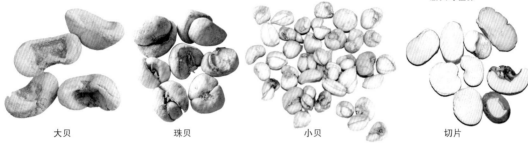

大贝　　　　　　珠贝　　　　　　小贝　　　　　　切片

鉴别要点

● **药材 大贝**:鳞茎外层的单瓣鳞叶,略呈新月形。表面类白色至淡黄色,内表面白色或淡棕
色,被有白色粉末。断面白色至黄白色,富粉性。味微苦。**珠贝**:为完整的鳞茎,呈扁圆形。● **浙贝
母片** 鳞茎外层的单瓣鳞叶切成的片。质脆,易折断,富粉性。以质坚实、色白、粉性足者为佳。

---

83. 麦冬 Radix Ophiopogonis

药材基原 为百合科植物麦冬 *Ophiopogon japonicus* (L.f)Ker~Gawl. 的干燥块根。主产
于浙江及江苏者称"杭麦冬";主产于四川者称"川麦冬"。
药用品名 麦冬、麦门冬。
药用要点 麦冬:养阴,生津,润肺,止咳。
　　　　　用量:6~12g。

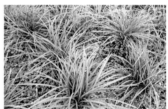

麦冬植株

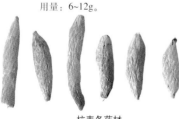

杭麦冬药材

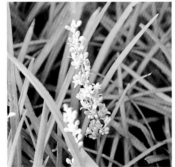

花序

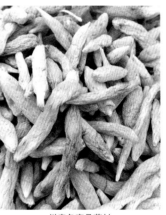

川麦冬商品药材

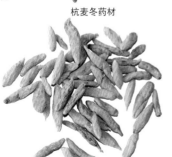

川麦冬药材

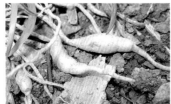

块根

鉴别要点

药材 呈纺锤形,两端略尖。黄白色或淡黄色,有细纵纹。质柔韧,断面黄白色,半透明,中
柱细小。气微香,味甜,微苦。以块根肥大、色黄白、半透明、木心小、香气浓、嚼之发黏为佳。

84. 山麦冬 Radix Liriopes

药材基原 为百合科植物湖北麦冬 *Liriope spicata* (Thunb.) Lour. var. *prolifera* Y.T.Ma 或
短葶山麦冬 *Liriope muscari* (Decne.) Baily 的干燥块根。主产于华东、华南、
西南等地。

药用品名 山麦冬。

药用要点 山麦冬：养阴生津，润肺清心。
用量：9~15g。

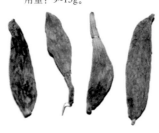
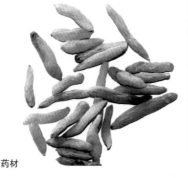

药材

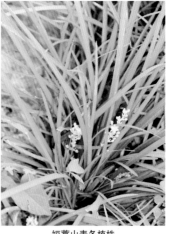

短葶山麦冬植株

鉴别要点

药材 湖北麦冬：呈纺锤形，两端略尖。表面淡黄色至棕黄色，有不规则纵皱纹。质柔韧，干
后质硬脆，易折断，断面淡黄色至棕黄色，角质样，中柱细小。味甜，嚼之发黏。**短葶山麦冬**：呈纺
锤形，稍扁。表面有粗纵纹。味甜、微苦。以块根肥大、色黄白、半透明、木心小、香气浓、嚼之发
黏为佳。

---

85. 知母 Rhizoma Anemarrhenae

药材基原 为百合科植物知母 *Anemarrhena asphodeloides* Bge. 的干燥根茎。主产于河北、
山西、内蒙古、陕西等地。以河北易县产者质量最佳，习称"西陵知母"。

药用品名 知母。

药用要点 知母：清热，除烦，滋阴。
盐知母：滋阴降火，善清虚热。
用量：6~12g。

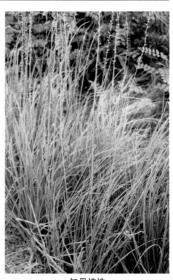

知母植株

盐知母

药材

切片

鉴别要点

● **药材** 呈长条状，微弯曲，略扁，偶有分枝，一端有浅黄色的茎叶残痕，习称"金包头"。黄
棕色至棕色，上面有一凹沟，有紧密排列的环状节，节上密生棕色的残存叶基，由两侧向根茎
上方生长；下面隆起而略皱缩，并有凹陷或突起的点状根痕。断面黄白色。微甜、略苦，嚼之带黏
性。以条肥大、质坚实、断面黄白、嚼之味苦发黏者为佳。● **盐知母** 长圆或不规则形片。色黄或
微带焦斑。微咸。

86. 百部 Radix Stemonae

药材基原 为百部科植物直立百部 *Stemona sessilifolia* (Miq.)Miq.、蔓生百部 *Stemona japonica* (Bl.) Miq. 或对叶百部 *Stemona tuberosa* Lour. 的干燥块根。主产于安徽、湖北、广东、江苏、浙江、山东等地。

药用品名 百部、蜜百部。

药用要点 百部：杀虫。
蜜百部：润肺止咳。
用量：3~9g。

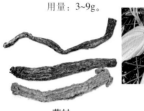

药材

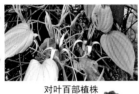

对叶百部植株

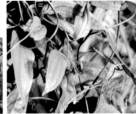

蔓生百部植株

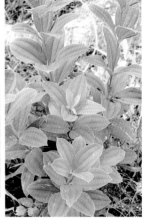

直立百部植株

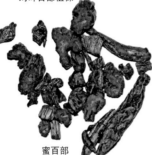

碎块　　　　蜜百部

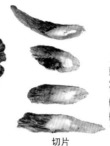

切片

直立百部块根

鉴别要点

● **药材 直立百部**：呈纺锤形，上端较细长，皱缩弯曲。黄白色或淡棕黄色，有不规则深纵沟，或横皱纹。断面平坦，角质样，淡黄棕色或黄白色，皮部较宽，中柱扁缩。味甜、苦。**蔓生百部**：两端稍狭细，表面多不规则皱褶和横皱纹。**对叶百部**：呈长纺锤形或长条形，表面浅黄棕色至灰棕色，有浅纵皱纹或不规则纵槽。断面黄白色至暗棕色，髓部类白色。以条粗壮、质坚实、色灰白为佳。● **蜜百部** 不规则形片或段。棕黄色或褐棕色，略带焦斑。稍有黏性，味甜。

---

87. 山药 Rhizoma Dioscoreae

药材基原 为薯蓣科植物薯蓣 *Dioscorea opposita* Thunb. 栽培品的干燥根茎。主产于河南、湖南、广西等地。以河南产品为道地药材，习称怀山药。

药用品名 山药、怀山药。

药用要点 山药：补脾养胃，生津益肺，补肾涩精。
麸炒山药：补脾健胃。
用量：15~30g。

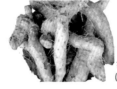

药材
（野生品种）

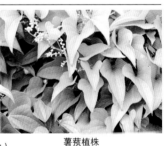

薯蓣植株

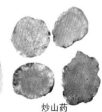

毛山药　　　　光山药　　　　切片（怀山药）　　　切片（山药）　　　炒山药

鉴别要点

● **药材 毛山药**：略呈圆柱形，弯曲而稍扁。黄白色或淡黄色，有纵沟、纵皱纹及须根痕，偶有浅棕色外皮残留。体重。断面白色，粉性。微酸，嚼之发黏。**光山药**：呈圆柱形，两端平齐。表面光滑，白色或黄白色。以条粗、质坚实、粉性足、色洁白者为佳。● **麸炒山药** 长圆形片。黄白色或微黄色，偶见焦斑。略有焦香气。

88. 半夏 Rhizoma Pinelliae

药材基原 为天南星科植物半夏 *Pinellia ternata* (Thunb.) Breit. 的干燥块茎。主产于四川、湖北、河南、贵州、安徽等地。

药用品名 清半夏、法半夏、姜半夏、竹沥半夏、炒半夏曲。

药用要点 清半夏：清风痰，降逆止咳。

法半夏：燥湿化痰止咳。

姜半夏：温中化痰，降逆止呕。

用量：3~9g。外用适量，磨汁涂或研末以酒调敷患处。

注意 不宜与川乌、制川乌、草乌、制草乌、附子同用；生半夏属于毒剧药材。

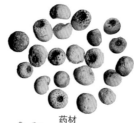

药材

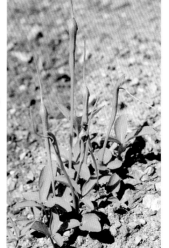

半夏植株

清半夏

法半夏

姜半夏

炒半夏曲

鉴别要点

● **药材** 类球形，有的稍偏斜。白色或浅黄色，顶端有凹陷的茎痕，周围密布麻点状根痕；下面钝圆，较光滑。洁白，富粉性。辛辣、麻舌而刺喉。以色白、质坚实、粉性足者为佳。● **姜半夏** 片状、颗粒状或类球形。棕色或黄棕色。质坚硬，气微香，微有麻舌感。● **法半夏** 球形或破碎成不规则的颗粒状，淡黄色、黄色或棕黄色。味略甜，微有麻舌感。● **清半夏** 质脆，断面呈角质样，味微涩、微有麻舌感。

---

89. 白附子 Rhizoma Typhonii

药材基原 为天南星科植物独角莲 *Typhonium giganteum* Engl. 的干燥块茎。主产于河南、甘肃、湖北等地。以河南产品最佳，习称"禹白附"。

药用品名 白附子、禹白附子、制白附子。

药用要点 制白附子：祛风痰，镇痉。

生白附子：一般外用。

用量：3~6g。

注意 孕妇慎用；生品内服不宜。

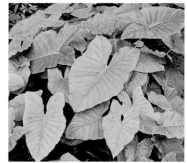

独角莲植株

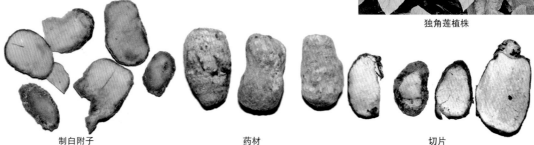

制白附子

药材

切片

鉴别要点

● **药材** 椭圆形或卵圆形。白色或黄白色，略粗糙，有环纹及须根痕，顶端有茎痕或芽痕。断面白色，粉性。味麻辣刺舌。以个大、质坚实、色白、粉性足者为佳。● **制白附子** 圆形或椭圆形厚片。外表皮淡棕色，切面黄色，角质。微有麻舌感。

90. 天南星 Rhizoma Arisaematis

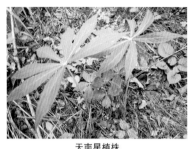

天南星植株

药材基原 为天南星科植物天南星 *Arisaema erubescens*（Wall.）Schott、异叶天南星 *Arisaema heterophyllum* Bl. 或东北天南星 *Arisaema amurense* Maxlm. 的干燥块茎。主产于陕西、甘肃、四川、湖北、湖南、贵州、内蒙古、河北、东北地区等地。

药用品名 制天南星、天南星。

药用要点 制天南星：降燥湿化痰，祛风止痉，散结消肿。
（生）天南星：外用。
用量：3~6g。外用生品适量，研末以醋或酒调敷患处。

注意 孕妇慎用。生天南星属于剧毒药材。

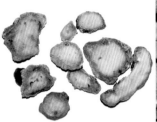

制天南星

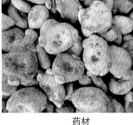

药材

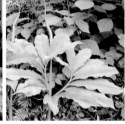

异叶天南星植株

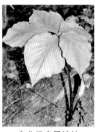

东北天南星植株

鉴别要点

● **药材** 呈扁球形。类白色或淡棕色，较光滑，顶端有凹陷的茎痕，周围有麻点状根痕，有的块茎周边有小扁球状侧芽。断面不平坦，白色，粉性。气微辛，味麻辣。以个大、色白、粉性足者为佳。● **制天南星** 黄白色或淡棕色薄片，半透明，味涩微麻。

91.1 石菖蒲 Rhizoma Acori

药材基原 为天南星科植物石菖蒲 *Acorus tatarinowii* Schott. 的干燥根茎。主产于四川、浙江、江西、江苏等地，以四川、浙江产量大，质量优。

药用品名 石菖蒲。

药用要点 石菖蒲：开窍宁神、化湿和胃。
用量：3~9g。
禁忌：阴亏血虚及精滑多汗者均禁用。

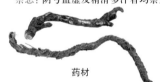

药材

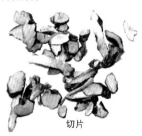

切片

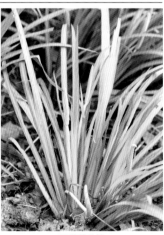

石菖蒲植株

鉴别要点

药材 扁圆柱形，多弯曲。棕褐色，有疏密不均的环节，可见残留须根或圆点状根痕。叶痕略呈三角形，左右交互排列。气芳香，味苦、微辛。以条粗、断面类白色、粉性足、香气浓郁者为佳。

91.2 藏菖蒲 Rhizoma Acori Calami

药材基原 为天南星科植物藏菖蒲 *Acorus calamus* L. 的干燥根茎。主产于湖北、湖南、辽宁、四川等地。

药用品名 菖蒲、藏菖蒲。

药用要点 菖蒲：温胃，消炎止痛。
用量：3~6g。
禁忌：阴虚阳亢、汗多、精滑者慎服。

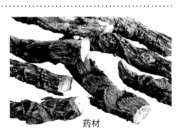

药材

鉴别要点

药材 呈扁圆柱形，略弯曲。灰棕色至棕褐色，节明显，有纵皱纹；上方有叶痕呈斜三角形，左右交互排列，下方有圆点状根痕。气浓烈而特异，味辛。以气浓者为佳。

92. 香附 Rhizoma Cyperi

药材基原 为莎草科植物莎草 *Cyperus rotundus* L.的干燥根茎。主产于山东、浙江、河南、湖南等地。以山东、河南者为道地,习称"东香附"。去须毛者称"光香附",不去毛者称"毛香附"。

药用品名 香附、醋香附、制香附。

药用要点 香附:疏肝解郁,理气宽中,调经止痛。
用量:6~9g
禁忌:气虚无滞以及阴虚血热者禁用。

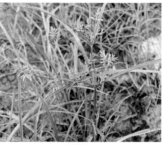

莎草植株

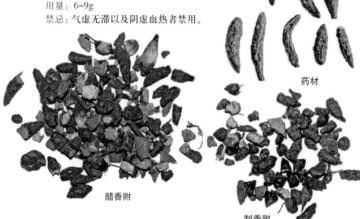

药材

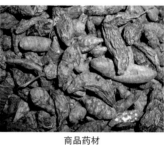

商品药材

醋香附

制香附

鉴别要点

● **药材** 呈纺锤形,略弯曲。棕褐色,有纵皱纹,并有数个隆起的环节,节上常有棕色的毛须及须根痕。气芳香,味微苦。● **光香附** 纺锤形。表面较光滑,环节不明显。蒸煮者断面角质样,生晒者断面白显粉性。气芳香,味微苦。以光细者佳。

---

93. 三棱 Rhizoma Sparganii

药材基原 为黑三棱科植物黑三棱 *Sparganium stoloniferum* Buch. -Ham.削去外皮的干燥块茎。主产于江苏、河南、山东、江西等地。

药用品名 三棱、醋三棱。

药用要点 三棱:破血行气,消积止痛。
用量:3~6g
禁忌:破血力峻,且能耗气,故不可久服。气虚体弱,血枯闭经,月经过多及孕妇禁用。

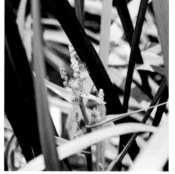

黑三棱植株

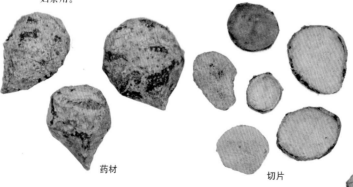

药材

切片

鉴别要点

药材 呈圆锥形。黄白色或灰黄色,有刀削痕,须根痕小点状略呈横向环状排列。嚼之有麻辣感。以体重、质坚实、去净外皮、表面色黄白者为佳。

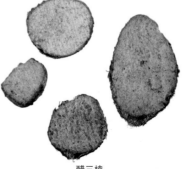

醋三棱

94. 干姜 Rhizoma Zingiberis

药材基原 为姜科植物姜 *Zingiber officinale* Rosc. 栽培品的干燥根茎。主产于四川、贵州等地。

药用品名 干姜、干姜炭。

药用要点 干姜：温中散寒，回阳通脉，温肺化饮。
干姜炭：止血。
用量：3~9g。
禁忌：阴虚内热或血热妄行者禁用，孕妇慎用。

附注 生姜：解表散寒，温中止呕，化痰止咳。
用量：3~6g。

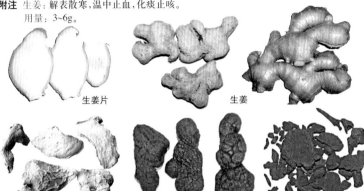
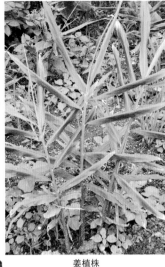

药材

生姜片

生姜

姜植株

干姜片

干姜炭

干姜炭片

鉴别要点

　　药材 呈扁平块状，有指状分枝。灰黄色或浅灰棕色，粗糙，有纵皱纹及明显的环节。有时可见分枝处残存的鳞叶。气香特异，味辛辣。以质坚实、断面黄白色、气味浓者为佳。

95. 莪术 Rhizoma Curcumae

药材基原 为姜科植物蓬莪术 *Curcuma phaeocaulis* Val.、广西莪术 *Curcuma Kwangsiensis* S. G.Lee et C. F. Liang 或温郁金 *Curcuma wenyujin* Y.H. Chen et C. Ling 的干燥根茎。依次习称莪术、毛莪术和温莪术。主产于四川、福建、广西、浙江等地。

药用品名 莪术，醋莪术。

药用要点 莪术：行气破血，消积止痛。
醋莪术：散瘀止痛。
用量：3~9g。
禁忌：有耗气伤血之弊，不宜过量或久服。月经过多及孕妇忌服。

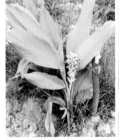

毛莪术

广西莪术植株

温郁金植株

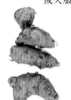
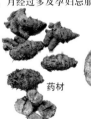
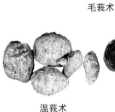
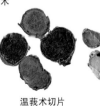

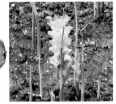

药材（云南）

药材

温莪术

温莪术切片

醋莪术

蓬莪术植株

鉴别要点

　　● **药材** **蓬莪术**：呈卵圆形、长卵形、圆锥形，顶端多钝尖，基部钝圆。灰黄色至灰棕色，上部环节突起。体重，质坚实。断面灰褐色至蓝褐色，蜡样，常附有灰棕色粉末，皮层与中柱易分离，内皮层环纹棕褐色。气微香，味微苦而辛。**广西莪术**：环节稍突起，断面黄棕色至棕色，常附有淡黄色粉末，内皮层环纹黄白色。**温莪术**：断面黄棕色至棕褐色，常附有淡黄色至黄棕色粉末。气香。以完整、质坚实、香气浓者为佳。● **莪术片** 类圆形厚片。外表皮灰黄色或灰棕色。切面黄绿色、黄棕色或棕褐色，内皮层环纹明显，散在"筋脉点"。气微香，味微苦而辛。● **醋莪术** 形如莪术片，色泽加深，角质样，微有醋香气。

96. 姜黄 Rhizomae Curcumae Longae

药材基原 为姜科植物姜黄 *Curcuma longa* L. 栽培品的干燥根茎。主产于四川等地。
药用品名 姜黄。
药用要点 姜黄：破血行气，通经止痛。
　　　　　用量：3~9g。
　　　　　禁忌：血虚无气滞血瘀者慎用。孕妇忌用。

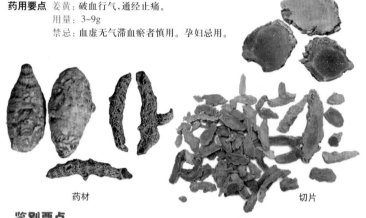

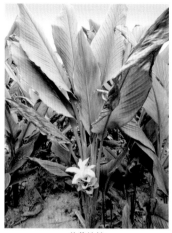

姜黄植株

药材　　　　　　　　　　　　　　切片

鉴别要点

药材 呈不规则卵圆形、圆柱形或纺锤形，常弯曲。深黄色，粗糙，有皱缩纹理和明显环节，有的有圆形分枝痕及须根痕。香气特异，味苦、辛。以圆柱形、外皮有皱纹、断面呈棕黄色、质坚实、香气浓厚者为佳。

---

97. 郁金 Radix Curcumae

药材基原 为姜科植物温郁金 *Curcuma wenyujin* Y.H.Chen et C.Ling、姜黄 *Curcuma longa* L.、广西莪术 *Curcuma kwangsiensis* S.G.Lee et C.F.Liang 或蓬莪术 *Curcuma phaeocaulis* Val. 的干燥块根。药材依次称为"温郁金""黄丝郁金""桂郁金""绿丝郁金"。主产于浙江、四川、广西等地。
药用品名 郁金。
药用要点 郁金：活血止痛，行气解郁，清热凉血，清心开窍，利胆退黄。
　　　　　用量：3~9g。
　　　　　禁忌：凡无气滞血瘀之气虚血虚证及阴虚失血证应慎用；孕妇应慎用；不宜与丁香、母丁香同用。

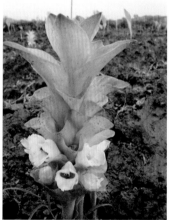

蓬莪术植株

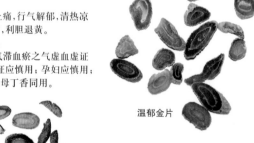

温郁金片

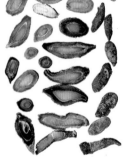

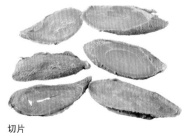

切片

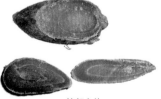

桂郁金片

鉴别要点

药材 **温郁金**：长圆形或卵圆形，稍扁。灰褐色或灰棕色，有不规则的纵皱纹。断面角质样。气微香，味微苦。**黄丝郁金**：纺锤形。表面棕灰色或灰黄色，有细皱纹。断面橙黄色，外周棕黄色。气芳香，味辛辣。**桂郁金**：长圆锥形或长圆形。表面有疏浅皱纹或较粗糙网状皱纹。味微辛、苦。**绿丝郁金**：长椭圆形，较粗壮。以质坚实、外皮皱纹细、断面色黄者（黄丝郁金）为佳。

98. 射干 Rhizoma Belamcandae

药材基原 为鸢尾科植物射干 *Belamcanda chinensis* (L.) DC. 的干燥根茎。主产于
湖北、河南、江苏等地。

药用品名 射干。

药用要点 射干：清热解毒，消痰，利咽。

用量：3~9g。

禁忌：无实火及脾虚便溏者不宜用。孕妇忌用或慎用。

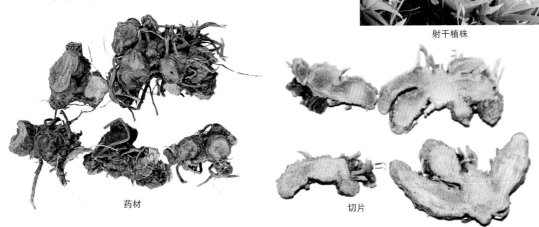

射干植株

药材

切片

鉴别要点

药材 不规则结节状。黄褐色、棕褐色或黑褐色。有较密环纹，有数个圆盘状凹陷的茎痕。气
微，味苦、微辛。以粗壮、坚硬、断面色黄者为佳。

---

99. 川射干 Rhizoma Iris Tectori

药材基原 为鸢尾科植物鸢尾 *Iris tectorum* Maxim. 的干燥根茎。主产于四川等地。

药用品名 川射干。

药用要点 川射干：清热解毒，祛痰，利咽。

用量：6~9g。

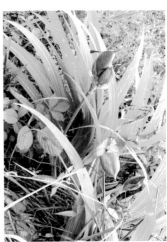

鸢尾植株

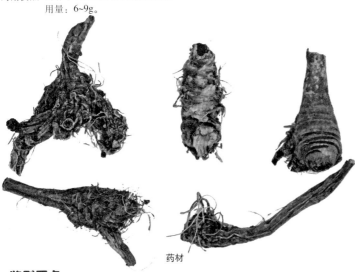

药材

鉴别要点

药材 呈不规则形或圆锥形，略扁。灰黄褐色或棕色，有环纹和纵沟，常有残存的须根及圆
点状须根痕。味甜、苦。

100. 天麻 Rhizoma Gastrodiae

药材基原 为兰科植物天麻 *Gastrodia elata* Bl. 栽培或野生品种的干燥根茎。主产于四川、贵州、云南等地。贵州、四川产者为道地药材。

药用品名 天麻。

药用要点 天麻：息风止痉，平抑肝阳，祛风通络。
用量：3~9g。
禁忌：气血虚者慎服。

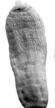

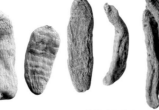
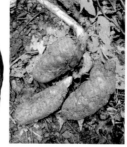
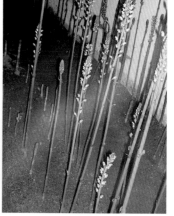

药材　　　　　药材（湖北）　　　　天麻块茎　　　　　天麻栽培植株

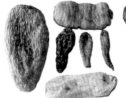
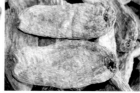
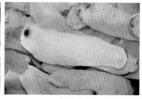

药材（湖南怀化）　　　冬麻　　　　　　春麻　　　　　　冬麻片

鉴别要点

药材 呈椭圆形或长条形。黄白色至淡黄棕色，有多轮点状横环纹，顶端有红棕色至深棕色干枯芽苞（习称鹦哥嘴或红小辫）或残留的茎基，另一端有自母麻脱落后的圆脐形疤痕。味甜，嚼之发黏。以质地坚实沉重、有鹦哥嘴、断面呈半透明状、无空心者（冬麻）为佳。

---

101. 白及 Rhizoma Bletillae Striatae

药材基原 为兰科植物白及 *Bletilla striata* (Thunb.) Reichb.f. 的干燥块茎。主产于贵州、四川、湖南、云南、湖北等地。以贵州产量多，质优。

药用品名 白及。

药用要点 白及：收敛止血，消肿生肌。
用量：6~15g，研末吞服 3~6g。
禁忌：外感咯血及肺胃实火亢盛者禁用。反乌头。

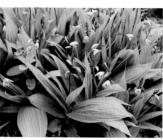

白及植株

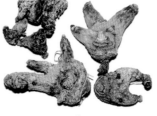

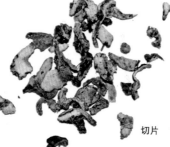
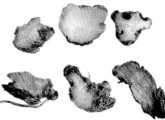

药材　　　　　　　　　切片

鉴别要点

药材 呈不规则扁圆形或菱形，多有两个爪状分枝。灰白色或黄白色，有凸起的茎痕，以茎痕为中心有数圈同心环节。味苦。以个大、饱满、色白、半透明、质坚实者为佳。

（二）茎木类

102. **西河柳** Cacumen Tamaricis

药材基原 为柽柳科植物柽柳 *Tamarix chinensis* Lour. 的干燥细嫩枝叶。

药用品名 西河柳。

药用要点 西河柳：发表透疹，祛风除湿。

用量：3~6g。

禁忌：麻疹已透及体虚汗多者忌服。用量过大能令人心烦，不宜过量。

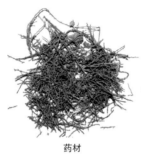

药材

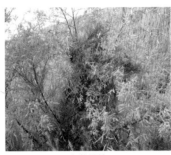

柽柳植株

鉴别要点

药材 茎枝呈细圆柱形。灰绿色，有多数互生的鳞片状小叶，叶片常脱落残留突起的叶基。

---

103. **寄生** Cacumen Taxilli et Visci

药材基原 桑寄生科植物桑寄生 *Taxillus chinensis* (DC.) Danser的干燥带叶茎枝，为桑寄生，主产于福建、广东、广西等地。同科植物槲寄生 *Viscum coloratum* (Komar.) Nakai 的干燥带叶茎枝，为槲寄生，主产于东北、华北等地区。

药用品名 桑寄生、槲寄生、寄生。

药用要点 桑寄生：补肝肾，强筋骨，安胎，祛风湿。

槲寄生：祛风湿，补肝肾，强筋骨，安胎。

用量：9~15g。

禁忌：本品祛邪有余，补养之力不足，不能单独作为滋补剂。

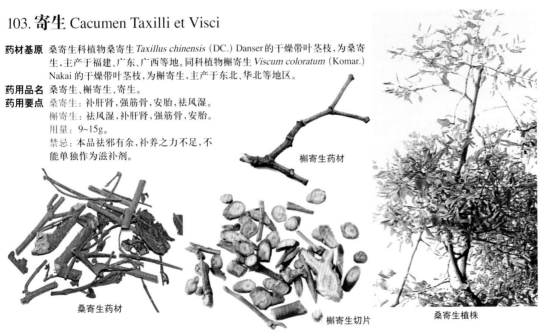

槲寄生药材

桑寄生药材

槲寄生切片

桑寄生植株

鉴别要点

药材 **桑寄生**：茎枝呈圆柱形，叶卷曲卵形或椭圆形。红褐色至灰褐色，有细纵纹及多数细小凸起的棕色皮孔。嫩枝有时可见棕褐色茸毛。叶黄褐色，有短柄，全缘，革质。味涩。以枝细嫩、色红褐、叶多者为佳。**槲寄生**：茎枝呈圆柱形，2~5叉状分枝，黄绿色、金黄色或黄棕色，有纵皱纹，节膨大，节上有分枝。叶黄绿色，无柄，主脉5出，中间3条明显。味微苦。以枝嫩、色黄绿、叶未脱落者为佳。

104. 木通 Caulis Akebiae

药材基原 为木通科植物木通 *Akebia quinata* (Thunb.) Decne.、三叶木通 *Akebia trifoliata* (Thunb.) Koidz. 或白木通 *Akebia trifoliate* (Thunb.) Koidz. var. *australis* (Diels) Rehd. 的干燥藤茎。木通主产于江苏、浙江、安徽、江西等地；三叶木通主产于浙江省；白木通主产于四川省。

药用品名 木通。

药用要点 木通：利水通淋，污心火，通血脉，通乳。

　　　　　用量：3~6g。

　　　　　禁忌：滑精、气弱、津伤口渴及孕妇慎用。

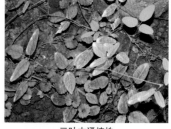
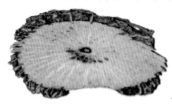
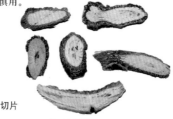
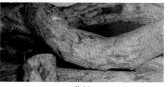

三叶木通植株

切片

药材

鉴别要点

　　药材 长圆柱形。灰棕色或灰褐色，外皮粗糙，有突起的皮孔，节部膨大或不明显。断面黄白色，有放射状纹理，髓小，有时中空。味微苦、涩。以条匀、内色黄白者为佳。

---

105. 川木通 Caulis Clematidis

药材基原 为毛茛科植物绣球藤 *Clematis montana* Buch.-Ham. 或小木通 *Clematis armandii* Franch. 的干燥藤茎。主产于四川等地。

药用品名 川木通。

药用要点 川木通：利尿通淋，清心除烦，通经下乳。

　　　　　用量：3~6g

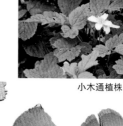

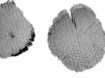
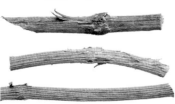

药材

切片

小木通植株

鉴别要点

　　药材 长圆柱形，略扭曲。黄棕色或黄褐色，有纵向凹沟及棱线，节处多膨大。断面黄白色，有放射状纹理及裂隙，布满导管小孔。以条粗、断面色黄白，无黑心者为佳。

---

106. 大血藤 Caulis Sargentodoxae

药材基原 为木通科植物大血藤 *Sargentodoxa cuneata* (Olive.) Rehd. et Wils. 的干燥藤茎。主产于湖北、四川、江西、河南等地。

药用品名 大血藤、红藤。

药用要点 大血藤：清热解毒，活血，祛风止痛。

　　　　　用量：9~15g。

　　　　　禁忌：孕妇不宜。

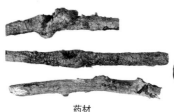

药材

切片

鉴别要点

　　● **药材** 圆柱形，略弯曲。灰棕色，粗糙，外皮常呈鳞片状剥落，剥落处显暗红棕色，有的可见膨大的节部。● **大血藤片** 皮部红棕色，有数处向内嵌入木部，木部黄白色，有多数细孔状导管；射线棕红色，呈放射状排列。以条匀、粗如拇指者为佳。

107. 海风藤 Caulis Piperis Kadsurae

药材基原 为胡椒科植物风藤 *Piper kadsura* (Choisy)Ohwi 的干燥成藤茎。主产于福建、浙江、广东、台湾等地。

药用品名 海风藤。

药用要点 海风藤：祛风湿，通经络，止痹痛。
用量：6~12g。
禁忌：阴虚火旺者慎服。

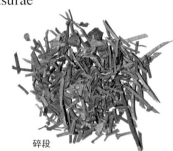

碎段

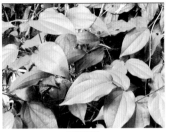

风藤植株

鉴别要点

药材 扁圆柱形，微弯曲。灰褐色或褐色，粗糙，有纵向棱状纹理及明显的节，节部膨大。断面皮部窄，木部宽广，灰黄色，导管孔多数，皮部与木部交界处常有裂隙，中心有灰褐色髓。气香，味苦、辛。以茎条粗壮、均匀、气香者为佳。

108. 苏木 Lignum Sappan

药材基原 为豆科植物苏木 *Caesalpinia sappan* L. 的干燥心材。主产于广西、云南、台湾、广东等地。

药用品名 苏木。

药用要点 苏木：活血祛瘀，消肿止痛。
用量：3~9g。
禁忌：血虚无瘀者不宜，孕妇慎用。
《本经逢原》载：大便不实者禁用。

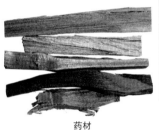

药材

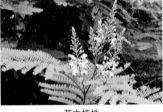

苏木植株

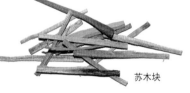

苏木块

鉴别要点

药材 长圆柱形或对剖半圆柱形。黄红色至棕红色，有刀削痕。断面年轮明显，有的可见暗棕色、质松、带亮星的髓部。以粗大、质坚实、色红黄者为佳。

109. 鸡血藤 Caulis Spatholobi

药材基原 为豆科植物密花豆 *Spatholobus suberectus* Dunn 的干燥藤茎。主产于广东、广西、云南等地。广西桂南一带产者为道地药材。

药用品名 鸡血藤。

药用要点 鸡血藤：活血补血，调经止痛，舒经活络。
用量：9~15g。
禁忌：阴虚火亢者慎用。

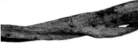

药材

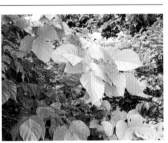

密花豆植株

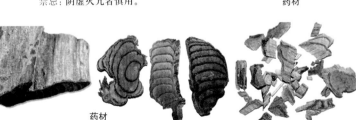

药材 切片

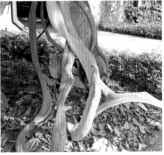

密花豆藤茎

鉴别要点

药材 椭圆形、长矩圆形或不规则的斜切片。切面木部红棕色或棕色，导管孔多数；韧皮部有树脂状分泌物呈红棕色至黑棕色，与木部相间排列呈数个同心性椭圆形环或偏心性半圆形环；髓部偏向一侧。以树脂状分泌物多者为佳。

110. 降香 Lignum Dalbergiae Odoriferae

药材基原 为豆科植物降香檀 *Dalbergia odorifera* T. Chen 的树干和根的干燥心材。主产于海南、广东等地。海南产者为道地药材。

药用品名 降香。

药用要点 降香：化瘀止血，理气止痛。

用量：9~15g。

禁忌：阴虚火旺、血热妄行者禁服。《本经逢原》载：血热妄行、色紫浓厚、脉实便秘者禁用。《本草从新》载：痈疽溃后，诸疮脓多，及阴虚火盛，俱不宜用。

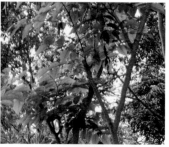

降香檀植株

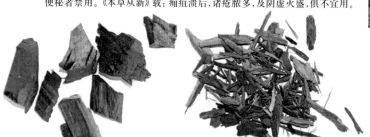

药材

降香块　　碎片

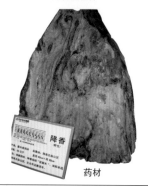

药材

鉴别要点

药材 类圆柱形或不规则块状。紫红色或红褐色，有致密的纹理。微香，味苦。以色紫红、质硬、富油性、香气浓者为佳。

111. 沉香 Lignum Aquilariae Resinatum

药材基原 为瑞香科植物白木香 *Aquilaria sinensis* (Lour.) Gilh 含有树脂的木材。主产于广东、海南、广西、福建等地。广东、海南产者为道地药材，为"十大广药"之一。

药用品名 沉香。

药用要点 沉香：行气止痛，温中止呕，纳气平喘。

用量：1~3g，后下。

禁忌：阴亏火旺，气虚下陷者慎服。《本草经疏》载：中气虚，气不归元者忌之；心经有实邪者忌之；非命门真火衰者，不宜入下焦药用。《本草汇言》载：阴虚气逆者切忌。《本草从新》载：阴虚火旺者，切勿沾唇。

附注 进口沉香为沉香含树脂的心材。沉水或半沉水。

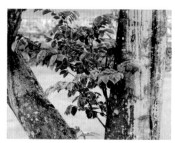

白木香植株

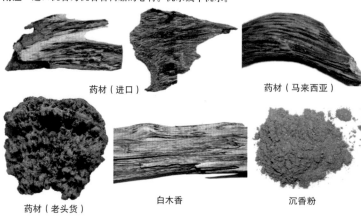

药材（进口）　　药材（马来西亚）

药材（老头货）　　白木香　　沉香粉

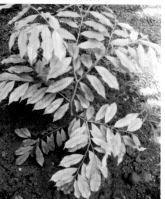

沉香植株

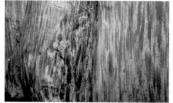

药材表面（马来西亚）

鉴别要点

药材 不规则状、片状或盔帽状等。凹凸不平，有的有刀痕，可见黑褐色树脂与黄白色木部相间的斑纹。质坚实。芳香，味苦。以色深、质坚实、油性足、香气浓者为佳。

112. 通草 Medulia Tetrapancis

药材基原 为五加科植物通脱木 *Tetrapanax papyrifer* (Hook.)K.Koch 的干燥茎髓。主产于贵州、云南、四川、湖北等地。

药用品名 通草。

药用要点 通草：清热利尿，通气下乳。
用量：3~6g。
禁忌：气阴两虚，内无湿热及孕妇慎服。
《本草经疏》载：虚脱人禁用，孕妇人勿服。
《本草从新》载：中寒者勿服。

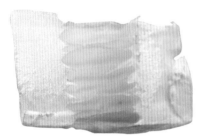
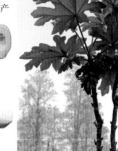

药材

通脱木植株

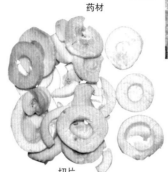

通草段纵剖面

切片

鉴别要点

药材 圆柱形。白色或淡黄色，有浅状沟纹。断面显银白色光泽，中部有空心或半透明的薄膜，纵剖面呈梯状排列。以条粗、色洁白、有弹性者为佳。

---

113. 钩藤 Ramulus Uncariae cum Uncis

药材基原 为茜草科植物钩藤 *Uncaria rhynchophylla* (Miq.) Miq. ex Havil.、大叶钩藤 *Uncaria macrophylla* Wall.、毛钩藤 *Uncaria hirsuta* Havil.、华钩藤 *Uncaria sinensis* (Oliv.) Havil. 或无柄果钩藤 *Uncaria sessilifructus* Roxb. 的干燥带钩茎枝。主产于广西、广东、云南等地。

药用品名 钩藤。

药用要点 钩藤：息风定惊，清热平肝。
用量：3~12g，入煎后下。
禁忌：脾胃虚寒及无阳热实火者慎服。《本草新编》载：最能盗气，虚者勿投。

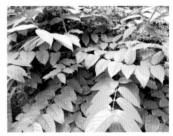

钩藤植株

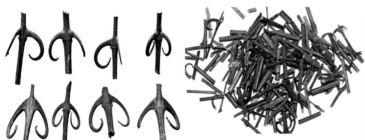
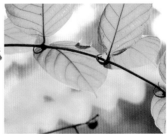

药材

钩藤商品药材（混统）

大叶钩藤植株

鉴别要点

药材 圆柱形或类方柱形。红棕色至紫红色者有细纵纹，光滑无毛；黄绿色至灰褐色者有的可见白色点状皮孔，被黄褐色柔毛。多数枝节上对生两个向下弯曲的钩（不育花序梗），或仅一侧有钩。以双钩、茎细、光滑、色紫红、无枯枝为佳。

（三）皮类

114. 杜仲 Cortex Eucommiae

药材基原　为杜仲科植物杜仲 *Eucommia ulmoides* Oliv. 的干燥树皮。主产于四川、贵州等地。

药用品名　杜仲、盐杜仲、杜仲炭。

药用要点　盐杜仲：补肝肾，安胎。
杜仲炭：止血。
杜仲：补肝肾，强筋骨，安胎。
用量：6~9g。
禁忌：阴虚火旺者慎服。
《本草经集注》载：恶蛇皮、元参。

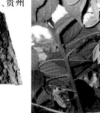
药材

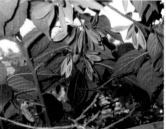
杜仲植株

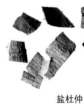
盐杜仲

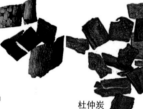
杜仲炭

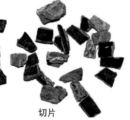
切片

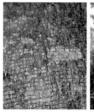
药材

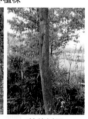
杜仲树干

鉴别要点

● **药材**　板片状或两边稍向内卷。外表面淡棕色或灰褐色，未去粗皮者可见明显的皮孔。内表面暗紫色，光滑。折断有细密、银白色、富弹性的橡胶丝相连。以皮厚、块大、去净粗皮、内表面暗紫色、断面胶丝多且弹性强者为佳。● **盐杜仲**　表面黑褐色，内表面褐色，折断时胶丝弹性较差。● **杜仲炭**　表面黑色，折断可见胶丝。

---

115. 桑白皮 Cortex Mori

药材基原　为桑科植物桑 *Morus alba* L. 的干燥根皮。主产于安徽、河南、浙江、江苏、湖南等地。安徽产者习称"亳桑皮"；浙江产者习称"严桑皮"；江苏产者习称"北桑皮"。以亳桑皮质量最佳。

药用品名　桑白皮、蜜桑白皮。

药用要点　桑白皮：泻肺平喘，利水消肿。
蜜桑白皮：润肺止咳。
用量：6~12g。
禁忌：肺寒无火、便多及风寒咳嗽忌服。
《本草经集注》载：续断、桂心、麻干为之使。

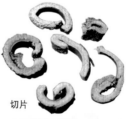
切片

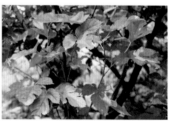
桑植株

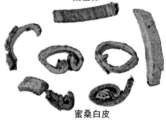
蜜桑白皮

鉴别要点

● **药材**　扭曲的卷筒状、槽状或板片状。外表面白色或淡黄白色，有的残留橙黄色或棕黄色鳞片状粗皮。质韧，纤维性强，易纵向断裂，撕裂时有粉尘飞扬。甜。以色白、皮厚、柔韧、粉性足者为佳。● **蜜桑白皮**　表面金黄色，不粘手。

116. 厚朴 Cortex Magnoliae Officinalis

药材基原 为木兰科植物厚朴 *Magnolia officinalis* Rehd. et Wils. 或凹叶厚朴 *Magnolia officinalis* Rehd. et Wils. var. *biloba* Rehd. et Wils. 的干燥干皮、根皮及枝皮。主产于四川、湖北、浙江、江西等地。四川、湖北产者为道地药材，习称"紫油厚朴"或"川朴"，质量最佳。浙江产者习称"温朴"。

药用品名 厚朴、姜厚朴。

药用要点 厚朴：燥湿消痰，下气除满。

姜厚朴：宽中理气，化湿开郁，消积平喘。

用量：3~9g。

禁忌：孕妇慎用。《本草经集注》载：干姜为之使。恶泽泻、寒水石、消石。《药性论》载：忌豆，食之者动气。

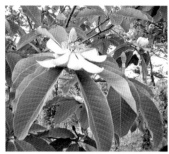

厚朴花

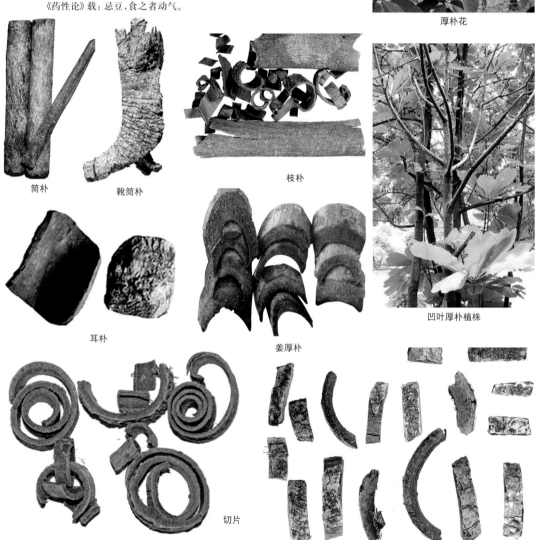

筒朴　　靴筒朴　　枝朴

耳朴　　姜厚朴

凹叶厚朴植株

切片

植物类药材及饮片

皮类

鉴别要点

● **药材** 干皮呈卷筒状或双卷筒状，习称"筒朴"，近根部的干皮一端展开如喇叭口，习称"靴筒朴"。根皮呈单筒状或不规则块片。枝皮呈单筒状。干皮外表面灰棕色或灰褐色，有明显的椭圆形皮孔和纵皱纹；内表面紫棕色或深紫褐色，划之显油痕。根皮有的弯曲似鸡肠，习称"鸡肠朴"。干皮断面外层颗粒性，灰棕色；内层纤维性，紫褐色或棕色，有油性，有的可见小亮星。根皮、枝皮断面纤维性气香，味辛辣，微苦。以皮厚、肉细、油性足、内表面深紫褐色且有发亮结晶物、香气浓者为佳。● **姜厚朴** 表面灰褐色，偶见焦斑。略有姜辣气。

61

117. 肉桂 Cortex Cinnamomi

药材基原 为樟科植物肉桂 *Cinnamomum cassia* Presl 的干燥树皮。主产于广西、广东等地。

药用品名 肉桂。

药用要点 肉桂：补火助阳，引火归元，散寒止痛，温通经脉。
用量：1~3g。
禁忌：阴虚火旺，里有实热，血热妄行出血及孕妇均禁服；不宜与赤石脂同用。《得配本草》载：痰嗽咽痛、血虚内燥、孕妇、产后血热，四者禁用。《本草求真》载：精亏血少，肝盛火起者切忌。

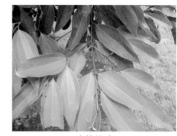

肉桂枝叶

药材

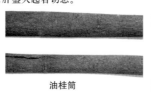

油桂筒

板桂

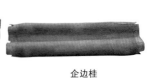

企边桂

药材（云南）

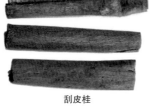

刮皮桂

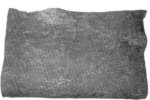

高山油桂

鉴别要点

药材 槽状或卷筒状。外表面灰棕色，有不规则的细皱纹和横向突起的皮孔，有的可见灰白色的斑纹。内表面红棕色，划之显油痕。断面外层棕色而较粗糙，内层红棕色而油润，两层间有一条黄棕色的线纹。气香浓烈，味甜、辣。以不破碎、体重、外皮细、肉厚、断面色紫、油性大、香气浓厚、味甜辣、嚼之渣少者为佳。

---

118. 牡丹皮 Cortex Moutan

药材基原 为毛茛科植物牡丹 *Paeonia suffruticosa* Andr. 栽培品的干燥根皮。药材分原丹皮和刮丹皮。主产于安徽、四川、河南及山东等地。安徽铜陵产者为道地药材。

药用品名 牡丹皮。

药用要点 牡丹皮：清热凉血，活血化瘀。
用量：6~12g。
禁忌：血虚有寒，孕妇及月经过多者慎服。《本草经集注》载：畏菟丝子。《古今录验方》载：忌胡荽。《唐本草》载：畏贝母、大黄。《日华子本草》载：忌蒜。

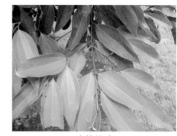

牡丹植株

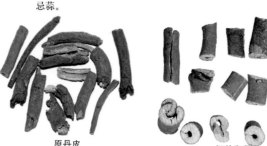

原丹皮   切片和段

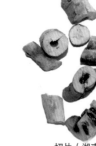

切片（湖南）

鉴别要点

药材 筒状或半筒状，有纵剖开的裂缝。外表面灰褐色或黄色，栓皮脱落处粉红色，内表面淡灰黄色或浅棕色，常见发亮的结晶。刮丹皮外表面有刮刀削痕，外表面红棕色或淡灰黄色，有时可见灰褐色斑点状残存外皮。较平坦，淡粉红色，粉性。气芳香。以条粗长、皮厚、断面白色、粉性足、内表面结晶多、香气浓者为佳。

119. 合欢皮 Cortex Albizae

药材基原 为豆科植物合欢 *Albizia julibrissin* Durazz.的干燥树皮。主产于湖北、江苏、安徽、浙江等地。

药用品名 合欢皮。

药用要点 合欢皮：解郁安神，活血消肿。
用量：6~12g。
禁忌：溃疡病及胃炎患者慎服，风热自汗、外感不眠者禁服。

附注 合欢花为合欢干燥的花蕾或开放的花。

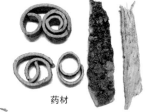

药材

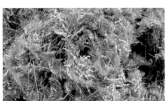

合欢植株

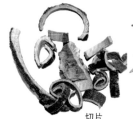

切片

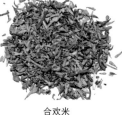

合欢米

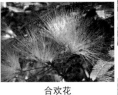

合欢花

合欢花商品药材

鉴别要点

　　药材 卷曲筒状或半筒状。外表面灰棕色至灰褐色，密生棕色或棕红色椭圆形横向皮孔。内表面淡黄棕色或黄白色。断面呈纤维性片状。味微涩、稍刺舌，而后喉头有不适感。以皮细嫩、皮孔明显者为佳。

120. 黄柏 Cortex Phellodendri Chinensis

药材基原 为芸香科植物黄皮树 *Phellodendron chinense* Schneid.的干燥树皮。主产于四川等地，习称"川黄柏"。

药用品名 黄柏、盐黄柏、黄柏炭。

药用要点 黄柏：清热燥湿，泻火除蒸，解毒疗疮。
盐黄柏：滋阴降火。
黄柏炭：清湿热之中兼有涩性。
用量：3~12g。外用适量。
禁忌：脾虚泄泻，胃弱食少者忌服。

附注 关黄柏为芸香科植物黄檗的干燥树皮除去栓皮的内皮。主产于东北。断面绿黄色，嚼之黏性差。

药材

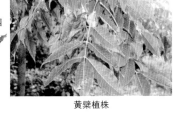

黄檗植株

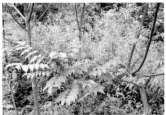

黄皮树植株

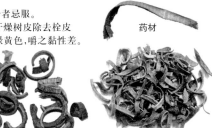

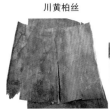

川黄柏丝

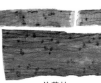

川黄柏片

川黄柏

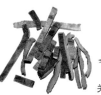

关黄柏

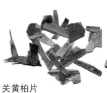

关黄柏片

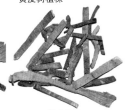

盐关黄柏

鉴别要点

　　● **药材** 板片状或浅槽状。外表面黄褐色或黄棕色，内表面暗黄色或淡棕色，有细密的纵棱纹。断面纤维性，呈裂片状分层，深黄色。味极苦，嚼之有黏性。以皮厚、断面深黄色，味极苦者为佳。● **盐黄柏** 表面深黄色，偶有焦斑。味极苦，微咸。● **黄柏炭** 表面焦黑色，内部深褐色或棕黑色。质脆，易折断。味苦涩。

121. 白鲜皮 Cortex Dictamni

药材基原 为芸香科植物白鲜 *Dictamnus dasycarpus* Turcz. 的干燥根皮。主产于辽宁、河北、山东等地；

药用品名 白鲜皮。

药用要点 白鲜皮：清热燥湿，祛风解毒。
用量：3~9g。

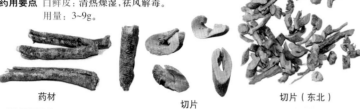

药材　　　　切片　　　　切片（东北）

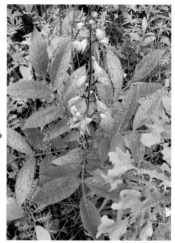

白鲜植株

鉴别要点

药材 呈卷筒状。外表面灰白色或淡灰黄色，有细纵皱纹和细根痕，常有突起的颗粒状小点；内表面类白色，有细纵纹。有羊膻气，味微苦。以条大、皮厚、色灰白者为佳。

---

122. 五加皮 Cortex Acanthopanacis

药材基原 为五加科植物细柱五加 *Acanthopanax gracilistylus* W. W. Smith 的干燥根皮。主产于湖北、江苏、河南、四川、湖南、安徽等地；以湖北产者最优，习称"南五加"。

药用品名 五加皮、南五加皮。

药用要点 五加皮：祛风除湿，补益肝肾，强筋壮骨，利水消肿。
用量：3~9g。

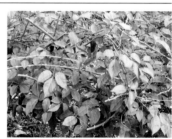

细柱五加植株

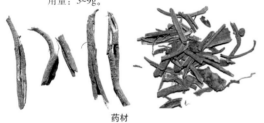

药材

鉴别要点

药材 呈不规则卷筒状。外表面灰褐色，有稍扭曲的纵皱纹和横长皮孔样斑痕；内表面淡黄色或灰黄色，有细纵纹。气微香，味微辣而苦。以肉厚、气香、断面色灰白者为佳。

---

123. 秦皮 Cortex Fraxini

药材基原 为木樨科植物苦枥白蜡树 *Fraxinus rhynchophylla* Hance、白蜡树 *Fraxinus chinensis* Roxb.、尖叶白蜡树 *Fraxinus szaboana* Lingelsh. 或宿柱白蜡树 *Fraxinus stylosa* Lingelsh. 的干燥枝皮或干皮。主产于陕西、东北、河南等地。

药用品名 秦皮。

药用要点 秦皮：凉血除蒸，清肺降火。
用量：9~15g。
禁忌：虚寒证忌用。

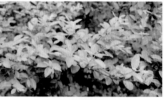

白蜡树植株

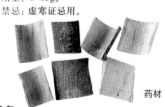

药材

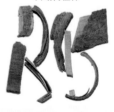

切片

鉴别要点

● **药材** **枝皮**：筒状或槽状。外表面灰黄色至棕黄色，粗糙，有不规则纵裂纹，易成鳞片状剥落。内表面黄白色至灰黄色，较平坦，有细纵纹。体轻，质脆，易折断，断面不平坦，外层黄棕色，内层灰白色。微甜而后苦。**干皮**：长条状块片。外表面灰棕色，有龟裂状沟纹及红棕色圆形或横长的皮孔。质坚硬，断面纤维性较强。以条长、外皮薄而光滑者为佳。● **秦皮片** 长短不一的丝条状。切面纤维性。

124. 香加皮 Cortex Periplocae

药材基原 为萝摩科植物杠柳 *Periploca sepium* Bge. 的干燥根皮。主产于山西、河南、河北、山东、甘肃等地。

药用品名 香加皮。

药用要点 香加皮：利水消肿，祛风湿，强筋骨。
用量：3~6g。
禁忌：不宜过量和久服。

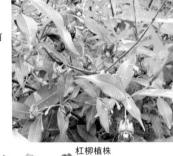

杠柳植株

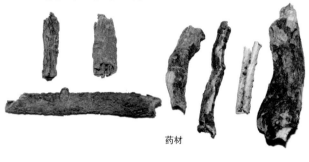

药材

碎片

鉴别要点

● **药材** 卷筒状或槽状，少数呈不规则的块片状。外表面灰棕色或黄棕色，栓皮松软常呈鳞片状，易剥落。内表面淡黄色或淡黄棕色，较平滑，有细纵纹。不整齐，黄白色。有特异香气，味苦。以条粗、皮厚、呈卷筒状、香气浓浊、味苦者为佳。● **香加皮片** 不规则的厚片。切面黄白色。

---

125. 地骨皮 Cortex Lycii

药材基原 为茄科植物枸杞 *Lycium chinense* Mill. 或宁夏枸杞 *Lycium barbarum* L. 栽培品的干燥根皮。产于宁夏、甘肃、河北等地。

药用品名 地骨皮。

药用要点 地骨皮：凉血除蒸，清肺降火。
用量：9~15g。
禁忌：外感风寒发热或脾虚便溏者不宜用。

枸杞植株

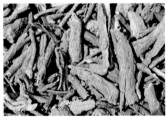

枸杞商品药材

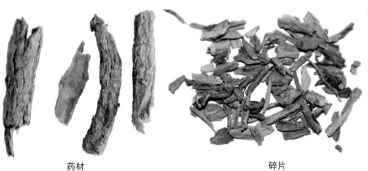

药材

碎片

鉴别要点

药材 呈筒状或槽状。外表面灰黄色至棕黄色，粗糙，有不规则纵裂纹，易成鳞片状剥落；内表面黄白色至灰黄色，较平坦，有细纵纹。断面不平坦，外层黄棕色，内层灰白色。味微甜而后苦。以块大、肉厚、身干、无木心者为佳。

（四）叶类

126. **石韦** Folium Pyrrossiae

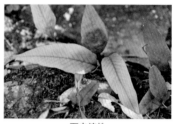

石韦植株

药材基原 为水龙骨科植物庐山石韦 *Pyrrosia sheareri* (Bak.)Ching、石韦 *Pyrrosia lingua* (Thunb.) Farwell 或有柄石韦 *Pyrrosia petiolosa* (Christ) Ching 的干燥叶。药材前两者习称"大叶石韦"，后者习称"小叶石韦"。主产于江西、湖南、贵州、四川、东北、河北、山东、浙江、江苏等地。

药用品名 石韦。

药用要点 石韦：利尿通淋，清肺止咳，凉血止血。

用量：6~12g。

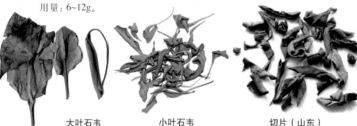

大叶石韦　　　　　小叶石韦　　　　　切片（山东）　　　　　切片

鉴别要点

药材　庐山石韦：叶片略皱缩，展平后呈披针形。先端渐尖，基部耳状偏斜，全缘，边缘常向内卷曲。上表面黄绿色或灰绿色，散布有黑色圆形小凹点；下表面密生红棕色星状毛，有的侧脉间布满棕色圆点状的孢子囊群。味微涩、苦。**石韦**：叶片披针形或长圆披针形。基部楔形，对称。表面孢子囊群在侧脉间，排列紧密而整齐。**有柄石韦**：叶片多卷曲呈筒状，展平后呈长圆形或卵状长圆形。基部楔形，对称。下表面侧脉不明显，布满孢子囊群。一般以叶厚、完整者为佳。

---

127. **侧柏叶** Folium et Cacumen Platycladi

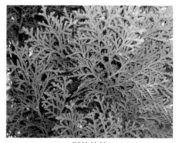

侧柏植株

药材基原 为柏科植物侧柏 *Platycladus orientalis* (L.) Franco 的干燥枝梢和叶。主产于江苏、广东、海南、河北、山东等地。

药用品名 侧柏叶、侧柏炭。

药用要点 侧柏叶：化痰止咳，生发乌发。

侧柏炭：凉血止血。

用量：6~12g。

禁忌：久服、多服易致胃脘不适及食欲不振。

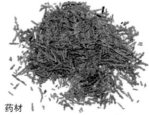

药材

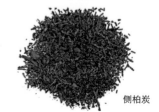

侧柏炭

鉴别要点

● **药材** 多分枝，小枝扁平。叶细小鳞片状，交互对生，贴伏于枝上，深绿色或黄绿色。质脆，易折断。气清香，味苦涩、微辛。以嫩枝，色深绿者为佳。● **侧柏炭** 形如侧柏叶，表面黑褐色。质脆，易折断，断面焦黄色。味微苦涩。

128. 淫羊藿叶 Folium Epimedii

药材基原 为小檗科植物淫羊藿 *Epimedium brevicornu* Maxim.、箭叶淫羊藿 *Epimedium sagittatum* (Sieb.et Zucc.) Maxim.、柔毛淫羊藿 *Epimedium pubescens*.Maxim. 或朝鲜淫羊藿 *Epimedium koreanum* Nakai 的干燥叶。主产于陕西、山西、四川、安徽、湖北、浙江、辽宁等地。

药用品名 淫羊藿、炙淫羊藿。

药用要点 炙淫羊藿:补肾阳,强筋骨。

淫羊藿:补肾阳,强筋骨,祛风湿。

用量:6~9g。

禁忌:阴虚火旺者不宜服。《本草经疏》载:虚阳易举,梦遗不止,溺赤口干,强阳不痿并忌之。

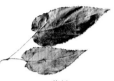

药材

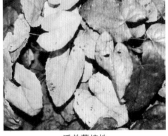

淫羊藿植株

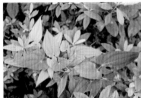

箭叶淫羊藿植株

朝鲜淫羊藿植株

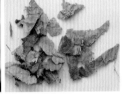

药材

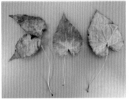

叶片

鉴别要点

● **药材 淫羊藿**:小叶片卵圆形,先端微尖,顶生小叶基部心形,两侧小叶较小,偏心形,外侧较大,呈耳状,边缘有黄色刺毛状细锯齿。微苦。**箭叶淫羊藿**:小叶片长卵形至卵状披针形,先端渐尖,两侧小叶基部明显偏斜,外侧呈箭形。**朝鲜淫羊藿**:小叶较大,先端长尖。叶片较薄。上表面黄绿色,下表面灰绿色,主脉7~9条,基部有稀疏细长毛,细脉两面突起,网脉明显;小叶柄长1~5cm。叶片近革质。**柔毛淫羊藿**:叶下表面及叶柄密被绒毛状柔毛。以色青绿、叶整齐不碎者为佳。梗少、叶多、色黄绿、不碎者为佳。● **炙淫羊藿** 表面浅黄色显油亮光泽。微有羊脂油气。

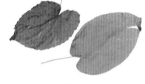

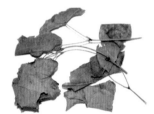

药材

---

129. 蓼大青叶 Folium Polygoni Tinctorii

药材基原 为蓼科植物蓼蓝 *Polygonum tinctorium* Ait. 的干燥叶。主产于辽宁、河北、山西、江苏、安徽、山东、陕西等地。

药用品名 蓼大青叶。

药用要点 蓼大青叶:清热解毒,凉血消斑。

用量:9~15g。

禁忌:脾胃虚寒者慎服。

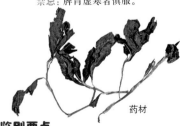

药材

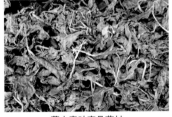

蓼大青叶商品药材

鉴别要点

药材 多皱缩、破碎,完整者展平后呈椭圆形。蓝绿色或黑蓝色,先端钝,基部渐狭,全缘。叶脉浅黄棕色,于下表面略突起。叶柄扁平,偶带膜质托叶鞘,质脆。气微,味微涩而稍苦。以叶厚、蓝绿色者为佳。

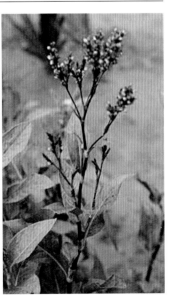

蓼蓝植株

67

130. 大青叶 Folium Isatidis

药材基原 为十字花科植物菘蓝 *Isatis indigotica* Fort. 的干燥叶。主产于河北、江苏等地。
药用品名 大青叶。
药用要点 大青叶:清热解毒,凉血消斑。
　　　　　用量: 9~15g。

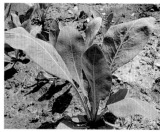

菘蓝植株

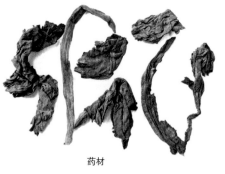

药材

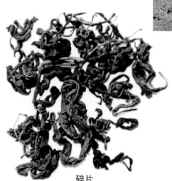

碎片

鉴别要点
　　药材 多皱缩卷曲。完整叶片展平后呈长椭圆形至长圆状倒披针形,长5~20cm,宽2~6cm。上表面暗灰绿色,有的可见色较深稍突起的小点;先端钝,全缘或微波状,基部狭窄下延至叶柄呈翼状;叶柄淡棕黄色。味微酸、苦、涩。以叶完整、色暗灰绿色者为佳。

---

131. 番泻叶 Folium Sennae

药材基原 为豆科植物狭叶番泻 *Cassia angustifolia* Vahl 或尖叶番泻 *Cassia acutifolia* Delile 的干燥小叶。狭叶番泻叶主产于印度。尖叶番泻叶主产于埃及。
药用品名 番泻叶。
药用要点 番泻叶:泻热行滞,通便,利水。
　　　　　用量: 2~6g。
　　　　　禁忌:妇女哺乳期、月经期及孕妇忌用。剂量过大易导致恶心、呕吐、腹痛等副作用。

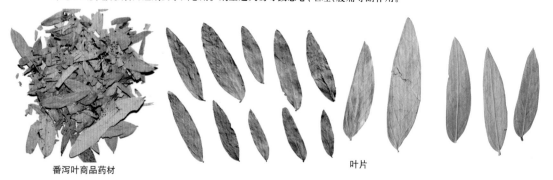

番泻叶商品药材　　　　　　　　　　　　　　　　叶片

鉴别要点
　　药材 **狭叶番泻叶:**呈长卵形或卵状披针形,叶端急尖,叶基稍不对称,全缘。上表面黄绿色,下表面浅黄绿色,无毛或近无毛,叶脉稍隆起。革质。气微弱而特异,味微苦。**尖叶番泻叶:**呈披针形或长卵形,略卷曲。叶端短尖或微突,叶基不对称,两面均有细短毛茸。一般以干燥、叶片大而完整、色绿者为佳。

132. 枸骨叶 Folium Ilicis Cornutae

药材基原 为冬青科植物枸骨 *Ilex cornuta* Lindl. ex Paxt.的
干燥叶。主产于河南、安徽、湖北、江苏等地。
药用品名 枸骨叶。
药用要点 枸骨叶：清热养阴，益肾，平肝。
用量：9~15g。
禁忌：本品性寒，脾胃虚弱者需配伍使用。

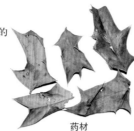
药材

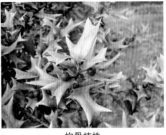
枸骨植株

鉴别要点
　　药材 类长方形或矩圆状长方形，偶有长卵圆形。先端有3枚较大的硬刺齿，顶端1枚常反曲，
基部平截或宽楔形，两侧有时各有刺齿1~3枚，边缘稍反卷；长卵圆形叶常无刺齿。黄绿色或绿
褐色，有光泽，下表面灰黄色或灰绿色微苦。以叶大、叶绿者为佳。

---

133. 枇杷叶 Folium Eriobotryae

药材基原 为蔷薇科植物枇杷 *Eriobotrya japonica* (Thunb.) Lindl. 的干燥叶。
主产于广东、浙江等地。
药用品名 枇杷叶、蜜枇杷叶。
药用要点 蜜枇杷叶：润肺止咳，降逆止呕。
枇杷叶：清肺止咳，降逆止呕。
用量：6~9g。
禁忌：肺寒咳嗽及胃寒呕吐者禁服。
《本草经疏》载：胃寒呕吐及肺感风寒咳嗽者，忌之。

药材

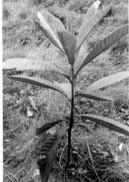
枇杷植株

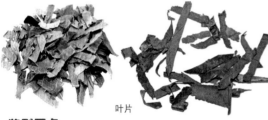
叶片

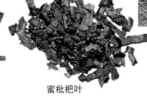
蜜枇杷叶

鉴别要点
　　● **药材** 长圆形或倒卵形，先端尖，基部楔形，边缘有疏锯齿，近基部全缘。上表面灰绿色、
黄棕色或红棕色，较光滑；下表面密被黄色绒毛，主脉显著突起，侧脉羽状；叶柄极短，被棕黄
色绒毛。味微苦。以叶大，色绿或红棕色，不破碎，无黄叶者为佳。● **蜜枇杷叶** 表面黄棕色或红
棕色，微显光泽，略带黏性。有蜜香气，味微甜。

---

134. 罗布麻叶 Folium Apocyni Veneti

药材基原 为夹竹桃科植物罗布麻 *Apocynum venetum* L. 的干燥
叶。主产于辽宁、吉林、内蒙古、安徽、陕西等地。
药用品名 罗布麻叶。
药用要点 罗布麻叶：平肝安神，清热利水。
用量：6~12g。
禁忌：本品药性寒凉，脾虚慢惊者慎用。不宜过量或长
期服用，以免中毒。

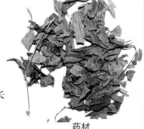
药材

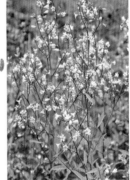
罗布麻植株

鉴别要点
　　药材 多皱缩卷曲，完整叶片展平后呈椭圆状披针形或卵圆状
披针形。一般均为统货，以色淡青灰、叶片完整者为佳。

135. **紫苏叶** Folium Perillae

药材基原 为唇形科植物紫苏 *Perilla frutescens* (L.) Britt. 栽培品的干燥叶（或带嫩枝）。
主产于江苏、浙江、河北等地。
药用品名 紫苏叶、苏叶。
药用要点 紫苏叶：解表散寒，行气和胃。
用量：3~9g。
禁忌：气虚、阴虚及温病患者慎服。
不可同鲤鱼食，生毒疮。

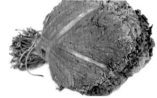

把苏叶

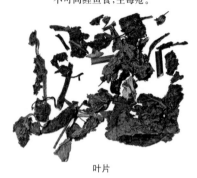

叶片

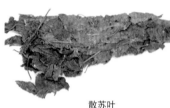

散苏叶

紫苏植株

鉴别要点

　　药材 多皱缩卷曲，完整者展平后呈卵圆形。两面紫色或上表面绿色，下表面紫色，疏生灰白色毛、下表面有多数凹点状的腺鳞。气清香，味微辛。以叶完整、色紫、香气浓者为佳。

136. **艾叶** Folium Artemisiae Argyi

药材基原 为菊科植物艾 *Artemisia argyi* Levl.et Vant. 的干燥叶。主产于山东、安徽、湖北、河北等地。
药用品名 艾叶，醋艾炭
药用要点 艾叶：温经止血，散寒止痛。
醋艾炭：温经止血，用于虚寒性出血。
用量：3~9g。
禁忌：外用适量，供灸治或熏洗用。

叶片

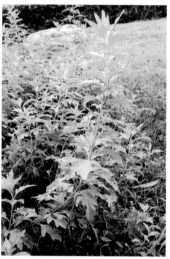

艾植株

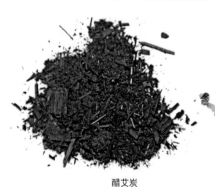

醋艾炭

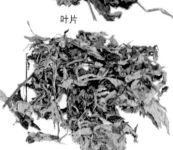

叶片（湖南）

鉴别要点

　　● **药材** 叶片展平后呈卵状椭圆形，羽状深裂，裂片椭圆状披针形，边缘有不规则的粗锯齿。上表面灰绿色或深绿色，有稀疏的蛛丝状短绵毛及腺点；下表面密生灰白色绒毛。气清香，味苦。以色青、背面灰白色、绒毛多、叶厚、质柔软而韧、香气浓郁者为佳。● **醋艾炭** 呈不规则的碎片，表面黑褐色，有细条状叶柄。有醋香气。

（五）花类

137. 辛夷 Flos Magnoliae

药材基原 为木兰科植物望春花 *Magnolia biondii* Pamp.、武当玉兰 *Magnolia sprengeri* Pamp. 或玉兰 *Magnolia denudata* Desr. 的干燥花蕾。主产于河南、湖北、安徽、浙江等地。

药用品名 辛夷。

药用要点 辛夷：散风寒，通鼻窍。
用量：3~9g，包煎。外用适量。

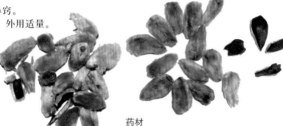
药材

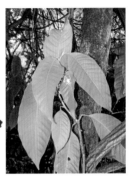
望春花植株

鉴别要点

　　药材　望春花：呈长卵形，似毛笔头，基部常有短梗，梗上有类白色点状皮孔。苞片2~3层，每层2片，两层苞片间有小鳞芽。花被片9，类棕色，外轮花被片3，条形，约为内两轮的1/4，呈萼片状，内两轮花被片6，每轮3，轮状排列。苞片外表面灰白色或灰绿色，有光泽；内表面紫棕色。苞片外表面密被长茸毛；内表面无毛。雄蕊和雌蕊多数，呈螺旋状排列。气芳香，味辛、凉而稍苦。**武当玉兰花**：花蕾基部枝梗粗壮，皮孔红棕色。苞片外表面密被淡黄色或淡黄绿色茸毛，有的最外层苞片茸毛已脱落而呈黑褐色。花被片10~12（~15）。**玉兰花**：花蕾基部枝梗较粗壮，皮孔浅棕色。苞片外表面密被灰白色或灰绿色茸毛。花被片9，内外轮同型。以完整、内瓣紧密、无枝梗、香气浓者为佳。

---

138. 丁香 Flos Caryophylli

药材基原 为桃金娘科植物丁香 *Eugenia caryophyllata* Thunb. 的干燥花蕾。主产于坦桑尼亚的桑给巴尔岛以及马来西亚、印度尼西亚等地。近成熟干燥的果实为母丁香。

药用品名 丁香。

药用要点 丁香：温中降逆，补肾助阳。
用量：1~3g。内服或研末外敷。
禁忌：不宜与郁金同用。

附注 母丁香：植物丁香近成熟果实。

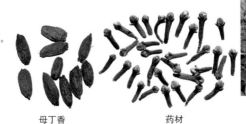
母丁香　　　　　　药材

丁香植株

鉴别要点

　　药材　略呈研棒状。花冠圆球形，花瓣4，覆瓦状抱合。花瓣内为雄蕊和花柱。萼筒圆柱状，上部有4枚三角状的萼片，十字状分开。花冠棕褐色或褐黄色，萼筒红棕色或棕褐色。坚实，富油性。入水则萼管下沉。气芳香浓烈，味辛辣、有麻舌感。以完整、个大、油性足、颜色深红、香气浓郁、入水下沉者为佳。

139. 槐花 Flos Sophorae

药材基原 为豆科植物槐 *Sophora japonica* L.的干燥花及花蕾。依次称"槐花"和"槐米"。主产于辽宁、河北、河南、山东等地。

药用品名 槐花、槐米、炒槐花、槐花炭。

药用要点 槐花：凉血止血，清肝泻火。
炒槐花：凉血止血，清肝泻火。
槐花炭：止血。
用量：3~9g。

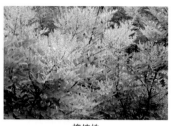

槐植株

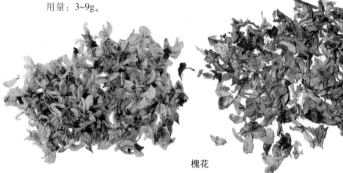

槐花

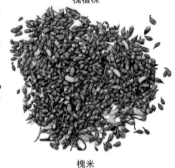

槐米

鉴别要点

● **药材 槐花**：花瓣多散落，完整者花萼钟状，黄绿色，先端5浅裂；花瓣5，黄色或黄白色，1片较大，近圆形，先端微凹，其余4片长圆形。雄蕊10，其中9枚基部连合，花丝细长。雌蕊圆柱形，弯曲。体轻。气微清香，味微苦。**槐米**：卵形或椭圆形，似米粒。花萼下部有数条纵纹。萼的上方为黄白色未开放的花瓣。花梗细小。体轻，手捻即碎。气微香，味微苦涩。以个大、紧缩、色黄绿者为佳。● **炒槐花** 表面深黄色。● **槐花炭** 表面焦褐色。

---

140. 芫花 Flos Genkwa

药材基原 为瑞香科芫花 *Daphne genkwa* Sieb.et Zucc. 的干燥花蕾。主产于安徽、江苏、浙江、福建等地。

药用品名 芫花、醋芫花。

药用要点 生芫花：外用杀虫疗疮。
醋芫花：泻水逐饮。
用量：1.5~3g。醋芫花研末吞服，
1 日 0.6~0.9g。
禁忌：孕妇禁用，不宜与甘草同用。

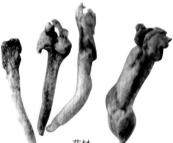

药材

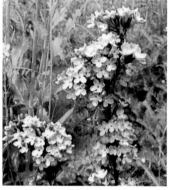

芫花植株

鉴别要点

● **药材** 常3~7朵簇生于短花轴上，基部有苞片1~2片，多脱落为单朵，单朵呈棒槌状，多弯曲。花被筒表面淡紫色或灰绿色，密被短柔毛，先端4裂，裂片淡紫色或黄棕色。● **醋芫花** 表面微黄色。微有醋香气。以花蕾密集、色淡紫、茸毛多者为佳。

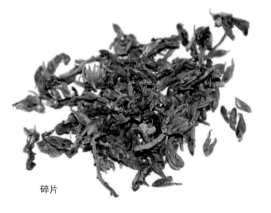

碎片

141. 密蒙花 Flos Buddlejae

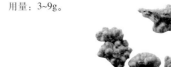

药材基原 为马钱科植物密蒙花 *Buddleja officinalis* Maxim. 的干燥花蕾及其花序。主产于湖北、四川、河南、陕西等地。
药用品名 密蒙花。
药用要点 密蒙花：清热泻火，养肝明目，退翳。
用量：3~9g。

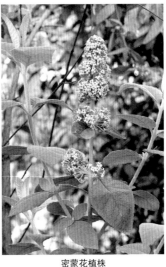

密蒙花植株

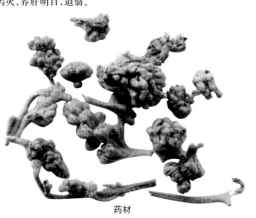

药材

鉴别要点

药材 多为花蕾密聚的花序，呈不规则倒圆锥状。灰黄色或棕黄色，密被锈色毛茸。花蕾呈短棒状，上端略大；花萼钟状，先端4齿裂；花冠筒状，与萼等长或稍长，先端4裂，裂片卵形；雄蕊4。气微香，味微苦、辛。以花蕾密集、色灰黄、茸毛多者为佳。

---

142. 洋金花 Flos Daturae

药材基原 为茄科植物白花曼陀罗 *Datura metel* L. 栽培品的干燥花。习称"南洋金花"。主产江苏、浙江、福建、广东等地。
药用品名 洋金花。
药用要点 洋金花：平喘止咳，解痉定痛。
用量：0.3~0.6g，宜入丸散；亦可作卷烟分次燃吸（1日量不超过1.5g）。外用适量。
禁忌：孕妇、外感及痰热咳喘、青光眼、高血压及心动过速患者禁用。

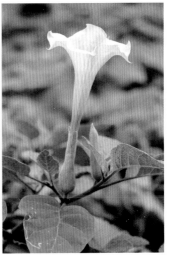

白花曼陀罗植株

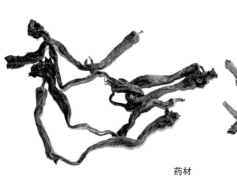

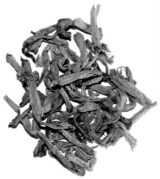

药材

鉴别要点

药材 花萼呈筒状，长为花冠的2/5，先端5裂，基部有纵脉纹5条；花冠呈喇叭状，先端5浅裂，裂片有短尖，短尖下有明显的纵脉纹3条，两裂片之间微凹。柱头棒状。萼筒灰绿色或灰黄色；花冠淡黄色或黄棕色。微有茸毛。烘干者气特异，晒干者气微，味微苦。以朵大、不破碎、花冠肥厚者为佳。

143. 金银花 Flos Lonicerae Japonicae

药材基原 为忍冬科植物忍冬 *Lonicera japonica* Thunb. 的干燥花蕾。主产于山东、河南。

药用品名 金银花、金银花炭。

药用要点 金银花：清热解毒，疏散风热。

金银花炭：止血。

用量：6~15g。

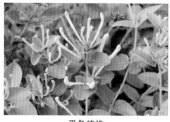

忍冬植株

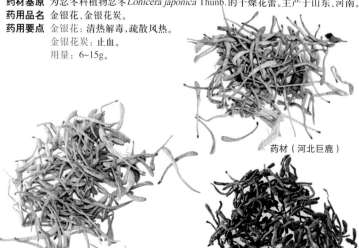

药材（河北巨鹿）

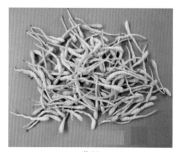

药材

药材（河南）

金银花炭

鉴别要点

● **药材** 呈小棒状，上粗下细略弯曲。花萼绿色，先端5裂，裂片有毛。雄蕊5个，黄色；雌蕊1个，子房无毛。黄白色或绿白色，密被短柔毛。气清香，味微苦。以花蕾色淡、质柔软、气清香者为佳。● **金银花炭** 表面焦黑色。

---

144. 山银花 Flos Lonicerae

药材基原 为忍冬科植物红腺忍冬 *Lonicera hypoglauca* Miq.、山银花 *Lonicera confusa* DC.、或毛花柱忍冬 *Lonicera dasystyla* Rehd. 的干燥花蕾或带初开的花。主产于浙江、江西、广东、广西、云南等地。

药用品名 山银花。

药用要点 山银花：清热解毒，疏散风热。

用量：6~15g。

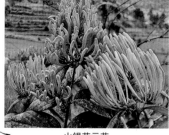

山银花示花

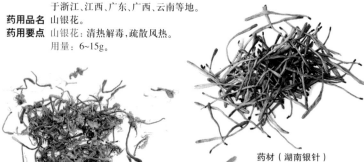

药材（湖南银针）

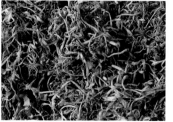

山银花商品药材

药材（江西）

药材（湖南）

鉴别要点

药材 红腺忍冬花：呈棒状。黄白至黄棕色，无毛或疏被毛。花萼无毛，先端5裂，裂片长三角形，被毛。花柱无毛。**山银花**：萼筒和花冠密被灰白色毛，子房有毛。**毛花柱忍冬**：表面淡黄色微带紫色，无毛。花萼裂片短三角形。开放者花冠上唇常不整齐，花柱下部多密被长柔毛。以花蕾多、色淡、质柔软、气清香者为佳。

145. 红花 Flos Carthami

药材基原 为菊科植物红花 *Carthamus tinctorius* L. 的不带子房的管状花。主产于新疆、河南、浙江、四川、甘肃等地。

药用品名 红花。

药用要点 红花：活血通经，散瘀止痛。
用量：3~9g。
禁忌：孕妇慎用。

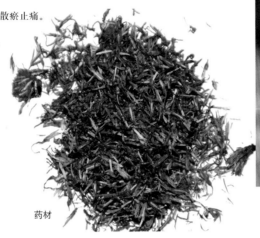

药材

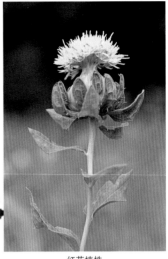

红花植株

鉴别要点

　　药材 花冠筒部细长，先端5裂，裂片狭条形。带有花蕊者，雄蕊5，花药黄白色，聚合成筒状；柱头微露出花药筒外，长圆柱形，顶端微分叉。红黄色或红色。微有香气，味微苦。水浸液金黄色。以花冠色红而鲜艳、质柔润、手握软绵如绒者为佳。

---

146. 款冬花 Flos Farfarae

药材基原 为菊科植物款冬 *Tussilago farfara* L. 的干燥未开放的头状花序。主产于河南、甘肃、山西、陕西等地。

药用品名 款冬花、蜜款冬花。

药用要点 款冬花：润肺下气，止咳化痰。
蜜款冬花：润肺下气，止咳化痰作用增强。
用量：3~9g。

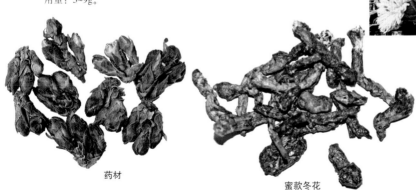

款冬植株

药材　　　　　　　　　　蜜款冬花

鉴别要点

　　● **药材** 呈不规则圆棒状。单生2~3个基部花序连在一起，习称"连三朵"。基部有浅紫色的鳞片状叶。花头外面被有多数鱼鳞状苞片，外表面呈紫红色或淡红色，内表面有白色绵毛状物。折断有白色丝状绵毛。气清香，味微苦而带黏性，嚼之呈棉絮状。以花蕾大、色紫红鲜艳、花梗短者为佳。木质老梗及已开花者不可供药用。● **蜜款冬花** 表面棕黄色或棕褐色，稍带黏性。有蜜香气，味微甜。

147. 菊花 Flos Chrysanthemi

药材基原 为菊科植物菊 *Chrysanthemum morifolium* Ramat. 栽培品的干燥头状花序。药材按产地和加工方法不同,分为"亳菊""滁菊""贡菊""杭菊"等。主产于安徽、浙江、河南等地。

药用品名 菊花。

药用要点 菊花:散风清热,平肝明目,清热解毒。

用量:3~9g。

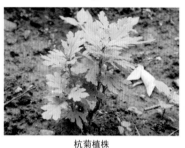
杭菊植株

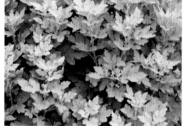
亳菊植株

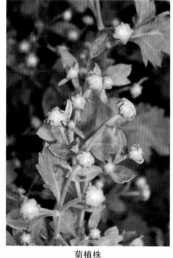
菊植株

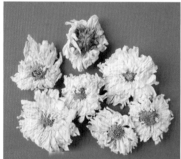
祁菊花

滁菊花

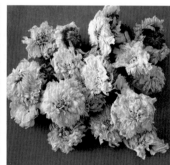
贡菊花

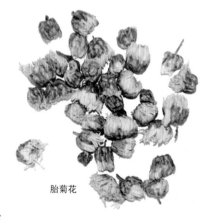
胎菊花

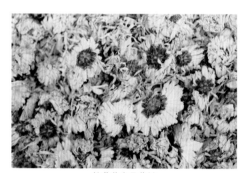
杭菊花商品药材

鉴别要点

药材 亳菊花:呈倒圆锥形或筒形,有时稍压扁呈扇形。总苞碟状;总苞片3~4层,苞片卵形或椭圆形,黄绿色或褐绿色,外面被柔毛,边缘膜质。花托半球形。舌状花数层,类白色或淡黄白色,散生金黄色腺点;管状花多数,位于中央,常为舌状花所隐藏,黄色。瘦果不发育。气清香,味甜、微苦。**滁菊花**:呈不规则球形或扁球形。舌状花类白色,不规则扭曲,内卷,边缘皱缩,有时可见淡褐色腺点。**贡菊花**:呈扁球形或不规则球形,舌状花白色或类白色,斜升,上部反折,边缘稍内卷而皱缩,通常无腺点;管状花少,外露。**杭菊花**:呈碟形或扁球形,常数个相连成片。舌状花类白色或黄色,平展或微折叠,彼此粘连,通常无腺点。均以花朵完整、颜色新鲜、气清香者为佳。

148. 蒲黄 Pollen Typhae

药材基原 为香蒲科植物水烛香蒲 *Typha angustifolia* L.、东方香蒲 *Typha orientalis* Presl 或同属植物的干燥花粉。主产于江苏、浙江、山东、安徽、贵州等地。

药用品名 蒲黄、蒲黄炭。

药用要点 蒲黄：化瘀，通淋。
蒲黄炭：止血。
用量：3~9g，包煎。外用适量，敷患处。

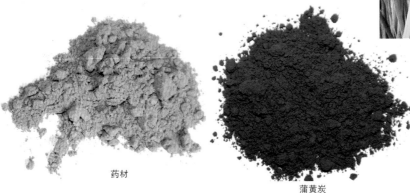

水烛香蒲

药材

蒲黄炭

鉴别要点

● **药材** 为鲜黄色粉末，体轻松，易飞扬，手捻有滑腻感，易附于手指上，放水中则漂浮水面。

● **蒲黄炭** 表面棕褐色或黑褐色。有焦香气，味微苦、涩。以粉细、质轻、色鲜黄、滑腻感强者为佳。

149. 西红花 Stigma Croci

药材基原 为鸢尾科植物番红花 *Crocus sativus* L. 的干燥柱头。主产于西班牙、希腊、法国等国。我国有少量栽培。

药用品名 西红花、番红花。

药用要点 西红花：活血化瘀，凉血解毒，解郁安神。
用量：1.5~3g，煎服或沸水泡服。
禁忌：孕妇慎用。

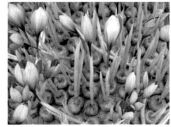

番红花植株

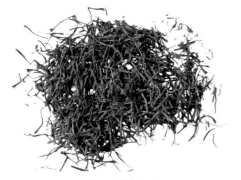

散西红花（中国）

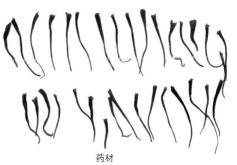

药材

鉴别要点

药材 为弯曲的细丝状或呈线形，顶端三分叉，每一分叉上部较宽而略扁平，顶端边缘显不整齐的齿状，内侧有一短裂隙，下端有时残留一小段黄色花柱。暗红色。无油润光泽，干燥后质脆易断。气特异，微有刺激性，味微苦。以色暗红者为佳。

（六）果实种子类

150. 王不留行 Semen Vaccariae

药材基原 为石竹科植物麦蓝菜 *Vaccaria segetalis*
(Neck.) Garcke 的干燥成熟种子。主产
于江苏、河北、河南、陕西等地。
药用品名 炒王不留行、王不留行。
药用要点 炒王不留行：行血通经，下乳，消肿。
用量：3~9g。
禁忌：孕妇慎用。

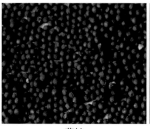
药材

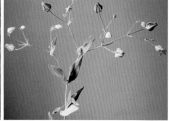
麦蓝菜植株

鉴别要点

● **药材** 圆球形。表面黑色，略有光泽。置放大镜下观察，种皮外
有均匀分布的颗粒突起，种脐近圆形，下陷，一侧有一带状浅沟。质地
坚硬，破开后胚乳白色，胚弯曲成环，子叶2片。以粒均匀、饱满、色黑
者为佳。● **炒王不留行** 呈爆裂状，爆裂面白色。

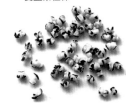
炒王不留行

151. 五味子 Fructus Schisandrae Chinensis

药材基原 为木兰科植物五味子 *Schisandra chinensis*（Turcz.）Baill. 的干燥成熟果实。
习称"北五味子"。主产于吉林、辽宁、黑龙江等地。
药用品名 五味子、醋五味子、酒五味子、蜜五味子。
药用要点 五味子：收敛固涩，益气生津，补肾宁心。
醋五味子：收敛固涩，补肾宁心。
酒五味子：益气生津，补肾宁心。
蜜五味子：益气生津。
用量：5~6g。

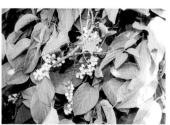
五味子植株

酒五味子

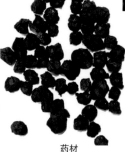
蜜五味子

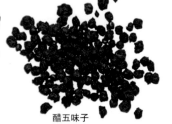
药材

醋五味子

鉴别要点

● **药材** 不规则圆球形或扁球形。紫红色、暗红色，有的呈黑红色或出现"白霜"。皱缩，显
油性。果肉柔软。种子1~2粒，呈肾形，表面棕黄色，有光泽。果肉气弱，味酸；种子破碎后有香
气，味辛、微苦。以粒大、色红、肉厚、有油性及光泽者为佳。● **醋五味子** 表面乌黑色，油润，稍
有光泽。果肉柔软，有黏性。种子表面棕红色，有光泽。● **酒五味子** 表面紫黑色或黑褐色，质柔
润或稍显油润，果肉微酸有酒气。● **蜜五味子** 色泽加深，略显光泽，果肉味酸、甜。

152. 南五味子 Fructus Schisandrae Sphenantherae

药材基原 为木兰科植物华中五味子 *Schisandra sphenanthera*
Rehd. et Wils. 的干燥成熟果实。主产于陕西、湖北、
山西、河南、云南等地。

药用品名 南五味子、醋南五味子。

药用要点 醋南五味子:收敛固涩,益气生津,补肾宁心。
南五味子:收敛固涩,益气生津,补肾宁心。
用量:1.5~6g。

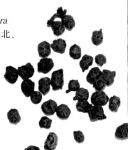

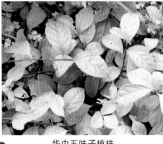
华中五味子植株

药材

鉴别要点

● **药材** 呈球形或扁球形。棕红色至暗棕色,干瘪,皱缩,果肉常紧贴种子上。种子1~2枚,
肾形,表面棕黄色,有光泽,种皮薄而脆。果肉微酸。以粒大、色红、肉厚、有油性及光泽者为
佳。● **醋南五味子** 表面棕黑色,干瘪,果肉常紧贴种子上,无黏性。种子表面棕色,无光泽。

---

153. 肉豆蔻 Semen Myristicae

药材基原 为肉豆蔻科植物肉豆蔻 *Myristica fragrans* Houtt. 的干燥种仁。主产于马来西
亚、印度尼西亚等国。

药用品名 肉豆蔻、煨肉豆蔻。

药用要点 煨肉豆蔻:温中行气,涩肠止泻。
用量:3~9g。

药材

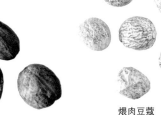
煨肉豆蔻

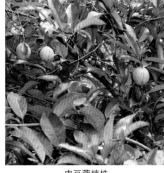
肉豆蔻植株

鉴别要点

● **药材** 呈卵形或椭圆形。灰色或灰黄色,有网状沟纹,一侧有明显的纵沟(种脊的位置),
较宽的一端有浅色的圆形隆起(种脐的位置),在狭端有暗色凹陷(合点的位置)。外面有一层
暗棕色的外胚乳向内伸入,与类白色的内胚乳交错,形成类似槟榔样纹理(纵剖面)。气芳香而
强烈,味辛辣而微苦。以个大、体重、坚实、表面光滑、油足、破开后香气强烈者为佳。● **煨肉豆
蔻** 被有白粉(石灰粉末),表面呈焦黄色。

---

154. 荜澄茄 Fructus Litseae

药材基原 为樟科植物山鸡椒 *Litsea cubeba* (Lour.)
Pers. 的干燥成熟果实。产于广西、广东、湖
南、湖北、四川等地。

药用品名 荜澄茄。

药用要点 荜澄茄:温中散寒,行气止痛。
用量:5~3g。

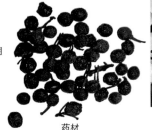
药材

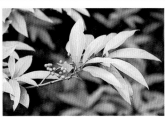
山鸡椒植株

鉴别要点

药材 呈类球形。棕褐色至黑褐色,有网状皱纹。基部偶有宿萼及细果梗。除去外皮可见
硬脆的果核。种子1枚,子叶黄棕色,富油性。气芳香,味稍辣而微苦。以坚实、表面光滑、油
足、破开后香气浓烈者为佳。

155. 马兜铃 Fructus Aristolochiae

药材基原 为马兜铃科植物北马兜铃 *Aristolochia contorta* Bge. 或马兜铃 *Aristolochia debilis* Sieb. et Zucc. 的干燥成熟果实。主产于东北、江苏、安徽、浙江等地。

药用品名 马兜铃、蜜马兜铃。

药用要点 马兜铃：清肺降气，止咳平喘，清肠消痔。
蜜马兜铃：清肺降气，止咳平喘。
用量：3~9g。

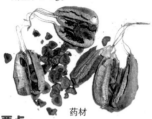
药材

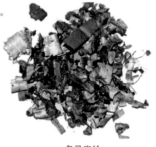
炙马兜铃

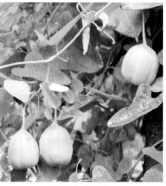
北马兜铃植株

鉴别要点

● **药材** 卵圆形。黄绿色、灰绿色或棕褐色，有纵棱线12条，由棱线分出多数横向平行的细脉纹。顶端平钝，基部有细长果梗。果皮轻而脆，易裂为6瓣，果梗也分裂为6条。果皮内表面平滑而带光泽，有较密的横向脉纹。果实分6室，每室种子多数，平叠整齐排列。种子扁平而薄，钝三角形或扇形，边缘有翅，淡棕色。气特异，味微苦。以个大、饱满、色黄绿、不破裂者为佳。● **蜜马兜铃** 颜色加深，有蜜香气。

---

156. 葶苈子 Semen Lepidii，Semen Descurainiae

药材基原 为十字花科植物独行菜 *Lepidium apetalum* Willd. 或播娘蒿 *Descurainia sophia*(L.) Webb ex Prantl 的干燥成熟种子。前者习称"北葶苈子"，主产河北、辽宁、内蒙古等地；后者习称"南葶苈子"。主产于江苏、安徽、山东等地。

药用品名 葶苈子、炒葶苈子。

药用要点 葶苈子：泻肺平喘，行水消肿。
炒葶苈子：泻肺平喘。
用量：3~9g。包煎。

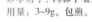
炒葶苈子

南葶苈子

北葶苈子

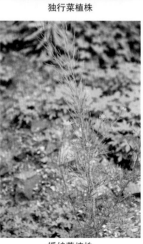
独行菜植株

播娘蒿植株

鉴别要点

● **药材** **北葶苈子**：扁球形。棕色或红棕色，微有光泽。有纵沟2条，其中1条较明显。一端钝圆，另端渐尖而微凹，类白色，种脐位于凹入端。遇水黏性较强。微辛辣。**南葶苈子**：长圆形略扁。一端钝圆，另端微凹或较平截。味微辛、苦，遇水略带黏性。以身干、子粒饱满者为佳。● **炒葶苈子** 表面颜色加深，微鼓起，遇水无黏性。

157. 芥子 Semen Sinapis

药材基原 为十字花科植物白芥 *Sinapis alba* L.、芥 *Brassica juncea* (L.) Czern et Coss. 的干燥成熟种子。前者称白芥子，后者称黄芥子，主产于安徽、河南、四川、陕西等地。

药用品名 芥子、炒芥子。

药用要点 芥子：温肺豁痰利气，散结通络止痛。

炒芥子：缓和温肺豁痰利气，散结通络止痛。

用量：3~9g。外用适量。

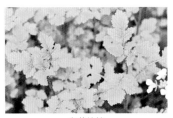
白芥植株

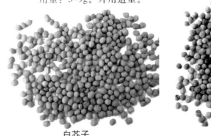
白芥子　　炒白芥子

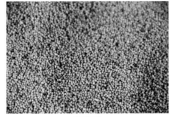
黄芥子

鉴别要点

● **药材　白芥子**：圆球形。灰白色至黄白色。放大镜可见细微的网纹，一端有暗色小点状种脐。破开可见黄白色折叠的子叶，富油性。味辛、辣。**黄芥子**：表面黄色至棕黄色，少数为暗红棕色。味极辛辣。均以粒均匀、饱满者为佳。● **炒芥子** 表面深黄色，有香辣气。

158. 地肤子 Fructus Kochiae

药材基原 为藜科植物地肤 *Kochia scoparia* (L.) Schrad. 的干燥成熟果实。主产江苏、山东、河南、河北等地。

药用品名 地肤子。

药用要点 地肤子：清热利湿，祛风止痒。

用量：9~15g。外用适量，煎汤熏洗。

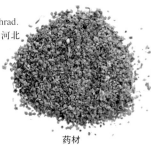
药材

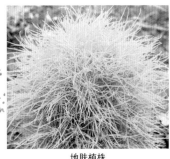
地肤植株

鉴别要点

药材 呈扁球状五角星形。外被宿存花被，灰绿色或浅棕色，周围有膜质小翅5枚，背面中心有微突起的点状果梗痕及放射状脉纹5~10条。种子扁卵形，黑色。味微苦。以饱满、色灰绿者为佳。

159. 乌梅 Fructus Mume

药材基原 为蔷薇科的植物梅 *Prunus mume* (Sieb.) Sieb. et Zucc. 的干燥近成熟果实。主产于四川、浙江、福建等地。

药用品名 乌梅、乌梅肉、乌梅炭。

药用要点 乌梅肉：敛肺，涩肠，生津，安蛔。

乌梅炭：止血。

用量：6~12g。

药材

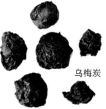
乌梅炭

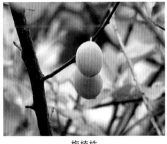
梅植株

鉴别要点

● **药材** 类球形或扁球形。乌黑色或棕黑色，皱缩不平，基部有圆形果梗痕。果核棕黄色，表面有凹点。稍有特异酸气及烟熏气，味极酸。以个大、核小、柔润、肉厚、不破裂、味极酸者为佳。● **乌梅肉** 乌黑色或棕黑色，皱缩不平。● **乌梅炭** 深黑色，皱缩不平。

160. 木瓜 Fructus Chaenomelis

药材基原 为蔷薇科植物贴梗海棠 *Chaenomeles speciosa* (Sweet) Nakai 的干燥近成熟果实。主产安徽、湖北、四川、浙江等地,以安徽宣城产者为道地药材,习称"宣木瓜"。
药用品名 木瓜、炒木瓜。
药用要点 炒木瓜:平肝舒筋,和胃化湿。
用量:6~9g。

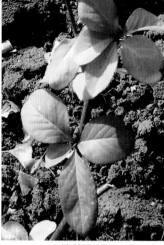

贴梗海棠植株

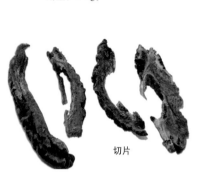

切片

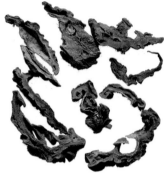

炒木瓜

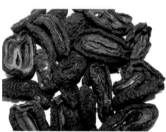

药材

鉴别要点
　　药材 长圆形,多纵剖成两半。外皮紫红色或红棕色。有不规则的深皱纹。剖面边缘向内卷曲,果肉红棕色,中心部分凹陷,棕黄色。气微清香,味酸。以外皮抽皱、肉厚、内外紫红色、质坚实、味酸者为佳。

161. 山楂 Fructus Crataegi

药材基原 为蔷薇科植物山里红 *Crataegus pinnatifida* Bge.var. *major* N.E.Br. 或山楂 *Crataegus pinnatifida* Bge. 的干燥成熟果实。主产山东、河北、河南等地。
药用品名 生山楂、炒山楂、焦山楂。
药用要点 生山楂:消食健胃,行气散瘀。
炒山楂:消食健胃。
焦山楂:消食导滞。
用量:9~12g。

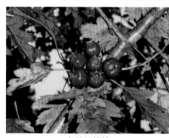

山里红植株

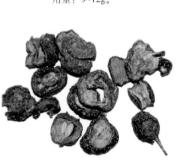

切片

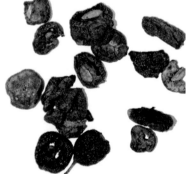

炒山楂

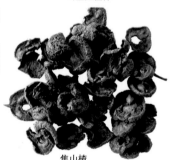

焦山楂

鉴别要点
　　● **药材** 圆形横切片,皱缩不平。外皮红色,有皱纹,有灰白色小斑点。切面深黄色至浅棕色。中部横切面有5粒浅黄色果核,但核多脱落而中空。有的片上可见短而细的果梗或花萼残迹。气微清香,味酸、微甜。以片大、皮红、肉厚、核少者为佳。● **炒山楂** 果肉黄褐色,偶见焦斑。气清香,味酸、微甜。● **焦山楂** 表面焦褐色,内部黄褐色。味酸、微涩。

162. 苦杏仁 Semen Armeniacae Amarum

药材基原 为蔷薇科植物山杏 *Prunus armeniaca* L.var. *ansu* Maxim.、西伯利亚杏 *Prunus sibirica* L.、东北杏 *Prunus mandshurica* (Maxim.) Koehne 或杏 *Prunus armeniaca* L. 除去种皮的干燥成熟种子。主产于东北、华北、西北地区和内蒙古、山东、江苏等地。

药用品名 苦杏仁,炒苦杏仁,㵎苦杏仁

药用要点 炒苦杏仁:降气止咳平喘,润肠通便。

㵎苦杏仁:润肠通便。

用量:4.5~9g。

注意:生品入煎剂宜后下。本品不宜过量,以免中毒。

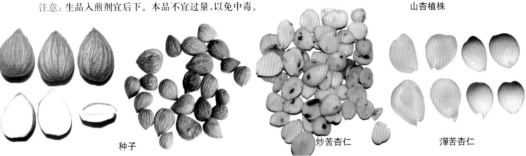

山杏植株

种子　炒苦杏仁　㵎苦杏仁

鉴别要点

● **药材** 扁心形。一端尖,另端钝圆,肥厚,左右不对称。黄棕色至深棕色。有不规则的皱纹;尖端一侧有短线形种脐,圆端合点处向上有多数深棕色的脉纹。种皮薄,子叶2,乳白色,富油性。苦。以颗粒饱满、完整、味苦者为佳。● **㵎苦杏仁(种仁)** 表面乳白色,有特殊的香气,味苦。● **炒苦杏仁** 形如㵎苦杏仁,表面微黄色,偶带焦斑,有香气。

163. 桃仁 Semen Persicae

药材基原 为蔷薇科植物桃 *Prunus persica* (L.) Batsch 或山桃 *Prunus davidiana* (Carr.) Franch. 除去种皮的干燥成熟种子。主产于四川、云南、陕西、山东等地。

药用品名 㵎桃仁、桃仁、炒桃仁。

药用要点 炒桃仁:活血祛瘀,润肠通便。

用量:4.5~9g。

禁忌:孕妇慎用。

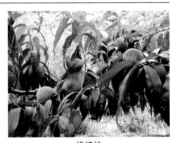

桃植株

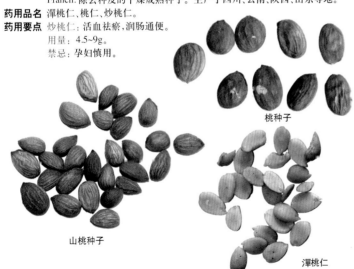

桃种子

山桃种子　㵎桃仁

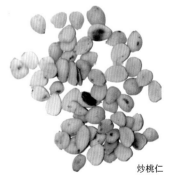

炒桃仁

鉴别要点

● **药材** 桃种子:扁长卵形。黄棕色至红棕色,密布颗粒状突起。一端尖,中部膨大,另端钝圆稍偏斜,边缘较薄。尖端一侧有短线形种脐,圆端有颜色略深不甚明显的合点,自合点处散出多数纵向维管束。味微苦。山桃种子:类卵圆形,较小而肥厚。● **㵎桃仁** 类白色。以颗粒饱满、均匀、完整者为佳。● **炒桃仁** 表面有黄斑。

83

164. 金樱子 Fructus Rosae Laevigatae

药材基原 为蔷薇科植物金樱子 *Rosa laevigata* Michx. 的干燥成熟果实。主产于广东、江西、浙江、广西、江苏等地。
药用品名 金樱子、炒金樱子、金樱子肉、蜜金樱子。
药用要点 炒金樱子：固精缩尿，涩肠止泻。
用量：6~12g。

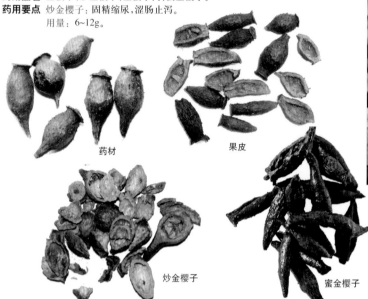

药材

果皮

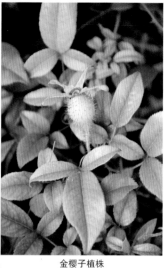

金樱子植株

炒金樱子

蜜金樱子

鉴别要点

● **药材** 倒卵形，略似花瓶。红黄色或红棕色，有突起的棕色小点。顶端有盘状花萼残基，中央有黄色柱基，下部渐尖。有多数坚硬的小瘦果，内壁及瘦果均有淡黄色绒毛。味甜、微涩。以个大、肉厚、色红、有光泽、去净刺者为佳。● **炒金樱子** 表面有焦斑。

---

165. 沙苑子 Semen Astragali Complanati

药材基原 为豆科植物扁茎黄芪 *Astragalus complanatus* R. Br. 的干燥成熟种子。主产于陕西潼关，又名"潼蒺藜"。
药用品名 沙苑子、盐沙苑子。
药用要点 盐沙苑子：温补肝肾，固精，缩尿，明目。
用量：9~15g。

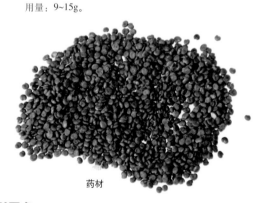

药材

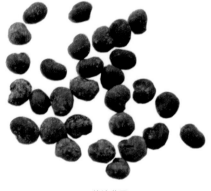

盐沙苑子

鉴别要点

● **药材** 略呈肾形而稍扁。光滑，褐绿色或灰褐色，边缘一侧微凹处有圆形种脐。子叶2枚，淡黄色，胚根弯曲。嚼之有豆腥气。以颗粒饱满、色绿褐者为佳。● **盐沙苑子** 味咸。

植物类药材及饮片 果实种子类

166. 决明子 Semen Cassiae

药材基源 为豆科植物决明 *Cassia obtusifolia* L.或小决明 *Cassia tora* L.的干燥成熟种子。主产于江苏、浙江、安徽、河南等地。

药用品名 生决明子、炒决明子。

药用要点 炒决明子：清热明目，平肝养肾
生决明子：清热明目，润肠通便。
用量：9~15g。
禁忌：气虚便溏者慎用。

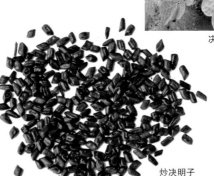

决明植株

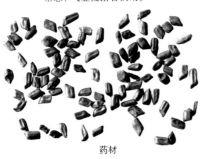

药材

炒决明子

鉴别要点

● **药材 决明种子**：呈菱方形或短圆柱形，两端平行倾斜。绿棕色或暗棕色，平滑有光泽。一端较平坦，另端斜尖，背腹面各有1条突起的棱线，棱线两侧各有1条斜向对称而色较浅的线形凹纹。味微苦。**小决明种子**：呈短圆柱形，较小。表面棱线两侧各有1片宽广的浅黄棕色带。以粒大、饱满、绿棕色、有光泽者为佳。● **炒决明子** 微鼓起，表面绿褐色或暗棕色，偶见焦斑。微有香气。

植物类药材及饮片
果实种子类

167. 补骨脂 Fructus Psoraleae

药材基源 为豆科植物补骨脂 *Psoralea corulifolia* L 的干燥成熟果实。主产于河北、陕西、辽宁、河南、山西、山东、甘肃等地。

药用品名 生补骨脂、盐补骨脂。

药用要点 盐补骨脂：温肾助阳，纳气，止泻。
生补骨脂：温肾壮阳，除湿止痒；外用消风祛斑。
用量：6~9g。外用 20%~30% 酊剂涂患处。
禁忌：阴虚火旺，大便秘结者忌服。

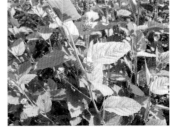

补骨脂植株

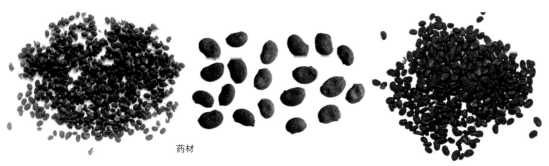

药材

盐补骨脂

鉴别要点

● **药材** 肾形，略扁。黑色、黑褐色或灰褐色，有细微网状皱纹。顶端圆钝，有一小突起，凹侧有果梗痕。气香，味辛、微苦。以粒大、饱满、色黑、有细微网状皱纹者为佳。● **盐补骨脂** 表面黑色或黑褐色，微鼓起。气微香，味微咸。

168. 猪牙皂 Fructus Gleditsiae Abnormalis

药材基源 为豆科植物皂荚 *Gleditsia sinensisi* Lam.的干燥不育果实。主产于河南、山东、河北等地。

药用品名 猪牙皂。

药用要点 猪牙皂：祛痰开窍，散结消肿。

用量：1~1.5g，多入丸散用。外用适量，研末吹鼻或研末调敷患处。

禁忌：孕妇及咯血、吐血患者禁用。

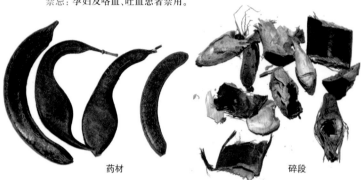
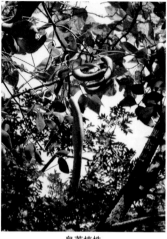

药材　碎段　皂荚植株

鉴别要点

　　药材 圆柱形，略扁而弯曲。表面紫棕色或紫褐色，被灰白色蜡质粉霜，擦去后有光泽，并有细小的疣状突起和线状或网状的裂纹。顶端有鸟喙状花柱残基，基部有果梗残痕。有刺激性，味先甜而后辣。以紫棕色，被灰白色蜡质粉霜者为佳。

植物类药材及饮片　果实种子类

169. 巴豆 Fructus Crotonis

药材基源 为大戟科植物巴豆 *Croton tigLium* L 的干燥成熟果实。主产于四川、广西、云南、贵州等地。

药用品名 巴豆霜。

药用要点 巴豆霜：外用蚀疮。用于恶疮疥癣，疣痣。

用量：外用适量。

禁忌：孕妇禁用；不宜与牵牛子同用。

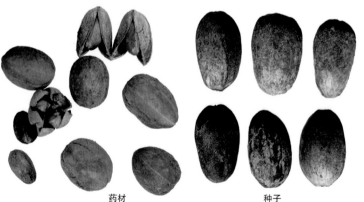
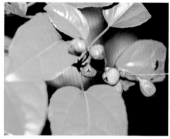
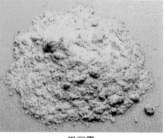

药材　种子　巴豆植株　巴豆霜

鉴别要点

　　● **药材** 卵圆形，有三棱。灰黄色或稍深，粗糙，有纵线6条，顶端平截，基部有果梗痕。果实3室，每室含种子1粒。种子椭圆形，表面棕色或灰棕色，一端有小点状的种脐和种阜的疤痕，另端有微凹的合点，其间有隆起的种脊。味辛辣。以粒大、饱满、种仁黄白色，油性大者为佳。● **巴豆霜** 白色或黄白色粉末。

170. **枳壳** Fructus Aurantii

药材基源 为芸香科植物酸橙 *Citrus aurantium* L. 及其
栽培变种的干燥未成熟果实。主产于四川、
江西、福建、江苏等地。
药用品名 枳壳、麸炒枳壳。
药用要点 麸炒枳壳：理气健胃消食
　　　　　枳壳：理气宽中，行滞消胀。
　　　　　用量：3~9g。
　　　　　禁忌：孕妇慎用。

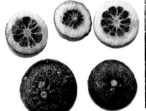

药材

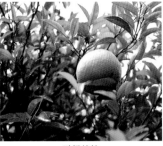

酸橙植株

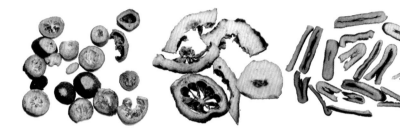

切片　　　　　　　　　　　　　　　麸炒枳壳

鉴别要点

● **药材** 呈不规则弧状条形薄片。切面外果皮棕褐色至褐色，中果皮黄白色至黄棕色，近外
缘有1~2列点状油室，内侧有的有少量紫褐色瓤囊。气清香，味苦、微酸。以外果皮棕褐色，中果
皮黄白色者为佳。● **麸炒枳壳** 色较深，偶有焦斑。

---

171. **枳实** Fructus Aurantii Immaturus

药材基源 为芸香科植物酸橙 *Citrus aurantium* L. 及其栽培变种
或甜橙 *Citrus sinensis* Osbeck 的干燥幼果。主产于四
川、江西、福建、江苏等地。
药用品名 枳实、麸炒枳实。
药用要点 麸炒枳实：散结消痞。
　　　　　枳实：破气消积，化痰散痞。
　　　　　用量：3~9g。
　　　　　禁忌：孕妇慎用。

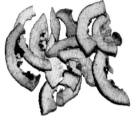

酸橙花

绿衣枳实

药材　　　　　　　　　　　　　　　麸炒枳实

鉴别要点

● **药材** 半球形或球形。外果皮黑绿色或暗棕绿色，有颗粒状突起和皱纹，有明显的花柱残
迹或果梗痕。切面中果皮略隆起，黄白色或黄褐色，瓤囊棕褐色。气清香，味苦、微酸。以外果皮
黑绿色，切面中果皮略隆起、黄白色者为佳。● **麸炒枳实** 色较深，有的有焦斑。有焦香气。

172. 陈皮 Citri Reticulatae Pericarpium

药材基源 为芸香科植物橘 *Citrus reticulata* Blanco 及其栽培变种的干燥成熟果皮。主产于福建、四川、浙江、江西、广东等地,广东者习称"广陈皮"。

药用品名 陈皮、广陈皮、陈皮炭。

药用要点 陈皮:理气健脾,燥湿化痰。

陈皮炭:止血。

用量:3~9g。

禁忌:气虚、阴虚燥咳、舌赤少津、内有实热者慎服。

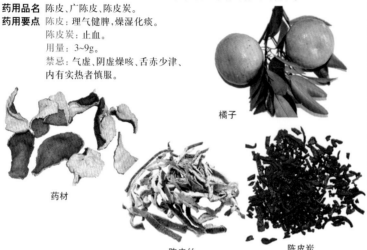

橘子

药材

陈皮丝

陈皮炭

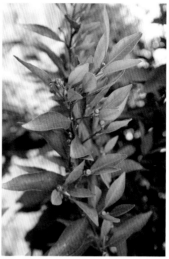

橘植株

鉴别要点

药材　杂陈皮:不规则的条状或丝状。外表面橙红色或红棕色,有细皱纹和凹下的点状油室。内表面浅黄白色,粗糙,附黄白色或黄棕色筋络状维管束。气香,味辛、苦。**广陈皮**:厚约1mm。点状油室较大,对光照视透明清晰。质较柔软。以外表面橙红色、内表面浅黄白色者为佳。

---

173. 青皮 Citri Reticulatae Pericarpium Viride

药材基源 为芸香科植物橘 *Citrus reticulata* Blanco 及其栽培变种的干燥幼果或未成熟果实的果皮。主产于广东、福建、四川、浙江、江西等地。

药用品名 青皮、醋青皮、炒青皮。

药用要点 醋青皮、炒青皮:疏肝止痛,消积化滞。

青皮:疏肝破气,消积化滞。

用量:3~9g。

禁忌:气虚者慎服。

切片(陕西)

青皮子

麸炒青皮

炒青皮

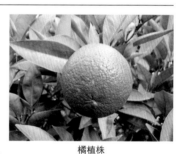

橘植株

青橘

鉴别要点

● **药材** 呈球形(青皮子)、类圆形厚片(四化青皮)或不规则丝状。灰绿色或黑绿色,密生多数油室;切面黄白色或淡黄棕色,可见淡棕色瓤囊8~10瓣。气香,味苦、辛。以外表面灰绿色、内表面类白色、气香者为佳。● **醋青皮** 色泽加深,略有醋香气。● **炒青皮** 色泽加深,微有香气。

植物类药材及饮片　果实种子类

174. 化橘红 Exocarpium Citri Grandis

药材基源 为芸香科植物化州柚 *Citrus grandis* 'Tomentosa' 或柚 *Citrus grandis* (L.) Osbeck 的未成熟或近成熟的干燥外层果皮。前者习称"毛橘红",后者习称"光橘红"或"光七爪""光五爪"。主产于广东、广西等地。

药用品名 化橘红。

药用要点 化橘红:理气宽中,燥湿化痰。
用量:3~6g。
禁忌:气虚及阴虚有燥痰者不宜服。

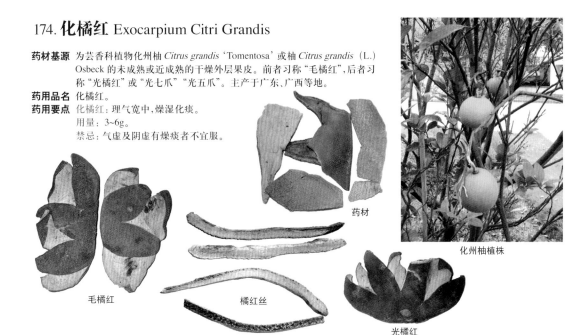

药材

化州柚植株

毛橘红

橘红丝

光橘红

鉴别要点

　　药材　毛橘红:不规则丝状。表面黄绿色,密布茸毛,有皱纹及小油室;内表面黄白色或淡黄棕色,有脉络纹。气芳香,味苦、微辛。**光橘红**:外表面黄绿色至黄棕色,无毛。以外皮黄绿色、内面黄白色、气芳香者为佳。

植物类药材及饮片　果实种子类

175. 吴茱萸 Fructus Euodiae

药材基源 为芸香科植物吴茱萸 *Euodia rutaecarpa* (Juss.) Benth.、石虎 *Euodia rutaecarpa* (Juss.) Benth.var. *officinalis* (Dode) Huang 或疏毛吴茱萸 *Euodia rutaecarpa* (Juss.) Benth.var. *bodinieri* (Dode) Huang 的干燥近成熟果实。主产于贵州、广西、湖南、云南、陕西、浙江、四川等地。

药用品名 吴茱萸、制吴茱萸、盐吴茱萸。

药用要点 制吴茱萸:散寒止痛,降逆止呕,助阳止泻。
盐吴茱萸:止痛,降逆止呕,助阳止泻。
吴茱萸:有小毒,多外用。
用量:1~3g。
禁忌:阴虚火旺者忌服。《本草经疏》载:"呕吐吞酸属胃火者不宜用;咳逆上气,非风寒外邪及冷痰宿水所致者不宜用。"

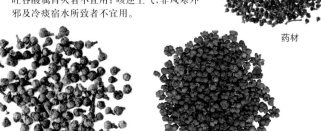

药材

吴茱萸植株

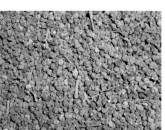

商品药材

制吴茱萸

盐吴茱萸

鉴别要点

　　● **药材**　球形或略呈五角状扁球形。暗黄绿色至褐色,粗糙,有多数点状突起或凹下的油点。顶端有五角星状的裂隙,基部残留被有黄色茸毛的果梗。气芳香浓郁,味辛辣而苦。以粒大、饱满、色黄绿、气芳香浓郁者为佳。● **制吴茱萸**　表面棕褐色至暗褐色,有甘草甜味。● **盐吴茱萸**　表面颜色加深,香气浓郁,味辛辣而微咸。

89

176. 鸦胆子 Fructus Bruceae

药材基源 为苦木科植物鸦胆子 *Brucea javanica* (L.) Merr. 的干燥成熟果实。主产于广西、广东等地。

药用品名 鸦胆子。

药用要点 鸦胆子：清热解毒，截疟，止痢。外用腐蚀赘疣。

用量：0.5~2g，用龙眼肉包裹或装入胶囊吞服。外用适量。

禁忌：脾胃虚弱、呕吐者忌服。

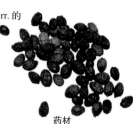

药材

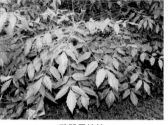

鸦胆子植株

鉴别要点

药材 卵形。表面黑色或棕色，有隆起的网状皱纹，网眼呈不规则的多角形，两侧有明显的棱线，顶端渐尖，基部有凹陷的果梗痕。极苦。以粒大、饱满、色黑、味苦者为佳。

---

177. 酸枣仁 Semen Ziziphi Spinosae

药材基源 为鼠李科植物酸枣 *Ziziphus jujuba Mill.var.spinosa* (Bunge) Hu ex H.F.Chou 的干燥成熟种子。主产于河北、陕西、辽宁、河南、山西、山东等地。

药用品名 酸枣仁、炒酸枣仁。

药用要点 炒酸枣仁、生酸枣仁：养心补肝、宁心安神，敛汗，生津。

用量：9~15g。

禁忌：凡有实邪郁火及患有滑泄症者慎服。《本草经疏》载："凡肝、胆、脾三经有实邪热者勿用，因其收敛故也"。

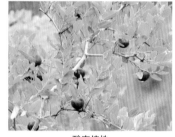

酸枣植株

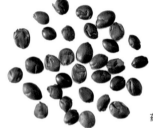

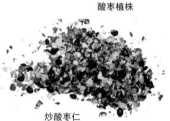

药材

炒酸枣仁

鉴别要点

● **药材** 扁圆形或扁椭圆形。紫红色或紫褐色，平滑有光泽，有的有裂纹。有的两面均呈圆隆状突起；有的一面较平坦，中间或有1条隆起的纵线纹；另一面稍突起；一端凹陷。以粒大、饱满、色紫红者为佳。● **炒酸枣仁** 表面微鼓起，微有焦斑。略有焦香气。

---

178. 瓜蒌子 Semen Trichosanthis

药材基源 为葫芦科植物栝楼 *Trichosanthes kirilowii* Maxim. 或双边栝楼 *Trichosanthes rosthornii* Harms 的干燥成熟种子。主产于山东、河南、安徽等地。

药用品名 炒瓜蒌子、瓜蒌仁霜。

药用要点 炒瓜蒌子：清肺化痰，滑肠通便。

瓜蒌仁霜：化痰，止咳逆，痰嗽咳逆兼便溏之症最宜。

生瓜蒌子：可致恶呕。

用量：9~15g。

禁忌：不宜与川乌、草乌、附子类同用。

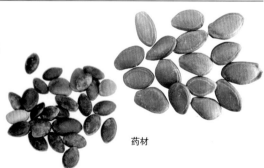

药材

鉴别要点

● **药材** 卵状椭圆形，扁平；双边栝楼种子长方椭圆形。浅棕色至棕褐色。沿边缘有1圈不甚明显的棱线，顶端稍尖，有一色浅的短条状种脐。种皮坚硬，剖开后内表面淡绿色，子叶2片，富油性。以个均匀、饱满、油足、味甜者为佳。● **炒瓜蒌子** 表面浅褐色至棕褐色，平滑，偶有焦斑。气略焦香，味淡。

179. 瓜蒌 Fructus Trichosanthis

药材基原 为葫芦科植物栝楼 *Trichosanthes kirilowii* Maxim. 或双边栝楼 *Trichosanthes rosthornii* Harms 的干燥成熟果实。主产于山东、四川等地。

药用品名 瓜蒌、蜜瓜蒌。

药用要点 瓜蒌：清热涤痰，宽胸散结，润燥滑肠。

　　　　　用量：9~15g。

　　　　　禁忌：不宜与川乌、草乌、附子类同用。

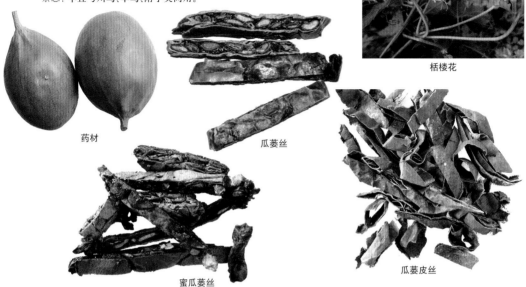

栝楼花

药材

瓜蒌丝

瓜蒌皮丝

蜜瓜蒌丝

植物类药材及饮片 果实种子类

鉴别要点

　　药材 类球形或宽椭圆形。橙红色或橙黄色，皱缩或较光滑，顶端有圆形的花柱残基，基部略尖，有残存的果梗。内表面黄白色，有红黄色丝络，果瓤橙黄色，黏稠，与多数种子黏结成团。有焦糖气，味微酸、甜。以果皮橙红、果瓤黏稠、味甜者为佳。

---

180. 使君子 Fructus Quisqualis

药材基源 为使君子科植物使君子 *Quisqualis indica* L. 的干燥成熟果实。主产于广东、广西、四川等地。

药用品名 使君子、使君子仁、炒使君子仁。

药用要点 炒使君子仁：健脾消积，杀虫。

　　　　　使君子仁：杀虫消积。

　　　　　使君子：杀虫消积。

　　　　　用量：使君子 9~12g，捣碎入煎剂；使君子仁 6~9g，多入丸散或单用，作 1~2 次分服。小儿 1~1.5 粒，炒香嚼服，总量不超过 20 粒。

　　　　　禁忌：服药时忌饮浓茶。若无虫积，服之必致损人。

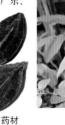

药材

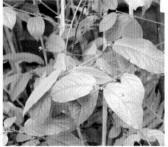

使君子植株

鉴别要点

　　● **药材** 呈椭圆形或卵圆形。黑褐色至紫黑色，平滑，微有光泽。有5条纵棱，偶有4~9棱。顶端狭尖，基部钝圆，有明显圆形的果梗痕。气微香，味微甜。以粒大、饱满、气香者为佳。● **使君子仁** 呈长椭圆形或纺锤形。表面棕褐色或黑褐色，有多数纵皱纹。种皮易剥离。● **炒使君子仁** 表面黄白色，有多数纵皱纹；有时可见残留有棕褐色种皮。气香，味微甜。

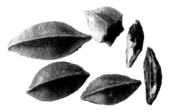

药材及使君子仁

181. 诃子 Fructus Chebulae

药材基源 为使君子科植物诃子 *Terminalia chebula* Retz. 或绒毛诃子 *Terminalia chebula* Retz. var. *tomentella* Kurt. 的干燥成熟果实。主产于云南、广东、广西等地。

药用品名 诃子、诃子肉、炒诃子肉、煨诃子。

药用要点 诃子：涩肠止泻，敛肺止咳，降火利咽。

诃子肉：涩肠止泻，敛肺止咳，降火利咽。

炒诃子肉：涩肠止泻，温散寒气。

煨诃子：药性缓和，涩敛之性增强。

用量：3~9g。

禁忌：凡外邪未解，内有湿热火邪者忌服。《本草经疏》载：咳嗽因于肺有实热，泄泻因于湿热所致，气喘因于火热冲上，带下因于虚热而不因于虚寒，小便不禁因于肾家虚火，皆忌之。

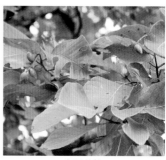

诃子植株

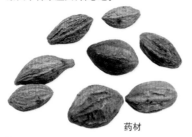

药材

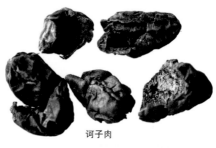

诃子肉

鉴别要点

● **药材** 长圆形或卵圆形。表面黄棕色或暗棕色，略有光泽，有5~6条纵棱线和不规则的皱纹，基部有圆形果梗痕。酸涩后甜。以粒大、饱满、味酸涩者为佳。● **诃子肉** 狭长纺锤形，黄棕色。● **炒诃子肉** 表面深黄色，有焦斑。● **煨诃子** 表面深棕色，偶见附有焦糊面粉略有焦香气。

---

182. 山茱萸 Fructus Corni

药材基源 为山茱萸科植物山茱萸 *Cornus officinalis* Sieb.et Zucc. 的干燥成熟果肉。主产于浙江、河南、安徽等地。浙江产品称"杭萸肉""淳萸肉"，质量上乘。

药用品名 山茱萸、山萸肉、酒山萸肉、蒸山萸肉。

药用要点 山萸肉：补益肝肾，涩精固脱。

酒山萸肉：补益肝肾。

蒸山萸肉：补益肝肾。

用量：6~12g。

禁忌：凡命门火炽，强阳不痿，素有湿热，小便淋涩者忌服。《本草经集注》载：恶桔梗、防风、防己。

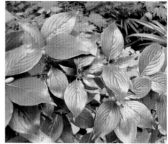

山茱萸植株

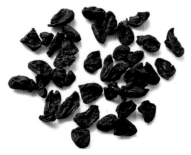

酒山萸肉

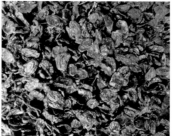

商品药材

鉴别要点

● **药材** 不规则的片状或囊状。紫红色至紫黑色，皱缩，有光泽。顶端有的有圆形宿萼痕，基部有果梗痕。酸、涩、微苦。以肉厚、柔软、色紫红者为佳。● **酒山萸肉** 紫黑色或黑色，质滋润柔软。微有酒香气。● **蒸山萸肉** 紫黑色，质滋润柔软。

植物类药材及饮片 果实种子类

183. **女贞子** Fructus Ligustri Lucidi

药材基原 为木樨科植物女贞 *Ligustrum lucidum* Ait. 的干燥成熟果实。主产于浙江、江苏、福建、湖南等地。

药用品名 女贞子、酒女贞子、制女贞子。

药用要点 女贞子：滋补肝肾，明目乌发。
酒女贞子、制女贞子：滋补肝肾，明目乌发。
用量：6~12g。
禁忌：脾胃虚寒及肾阳不足者禁服。《本经逢原》载：女贞，性禀纯阴，味偏寒滑，脾胃虚人服之，往往减食作泻。即本品偏于苦寒，脾胃虚寒者服用会出现食欲减退、腹泻的不良反应。

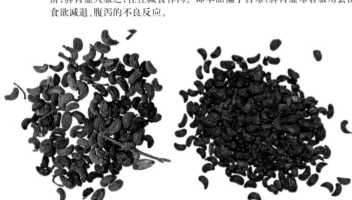

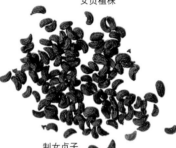

女贞植株

药材   酒女贞子   制女贞子

鉴别要点

● **药材** 卵形、椭圆形或肾形。黑紫色或灰黑色，皱缩不平，基部有果梗痕或有宿萼及短梗。种子通常为1粒，肾形，紫黑色，油性。味甜。以粒大、饱满、色灰黑、质坚实者为佳。● **酒女贞子** 黑褐色或灰黑色，常附有白色粉霜。微有酒香气。

---

184. **马钱子** Semen Strychni

药材基原 为马钱科植物马钱 *Strychnos nux-vomica* L. 的干燥成熟种子。主产于印度等国。

药用品名 (生) 马钱子、制马钱子。

药用要点 制马钱子：通络止痛，散结消肿。
用量：0.3~0.6g。
禁忌：孕妇禁用；不宜多服久服及生用（生品有大毒）；运动员慎用；外用不宜大面积涂敷。

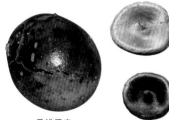

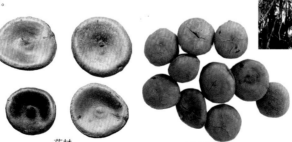

马钱植株

马钱果实   药材   制马钱子

鉴别要点

● **药材** 纽扣状扁圆形，通常一面隆起，另一面微凹。灰棕色或灰绿色，密被绢状茸毛，自中央向四周呈辐射状排列，有丝样光泽。边缘稍隆起，较厚，有突起的珠孔，底面中心有突起的圆点状种脐。平行剖面可见淡黄白色胚乳。极苦。以个大、肉厚饱满、表面灰棕色微带绿、有细密毛茸、质坚硬无破碎者为佳。● **制马钱子** 棕褐色或深棕色，两面均膨胀鼓起，平行剖面可见棕褐色或深棕色的胚乳。微有香气。

93

185. 栀子 Fructus Gardeniae

药材基原 为茜草科植物栀子 *Gardenia jasminoides* Ellis 的干燥成熟果实。主产于湖南、江西、湖北、浙江等地。

药用品名 生栀子、炒栀子、焦栀子。

药用要点 生栀子：泻火除烦，清热利湿，凉血解毒。
炒栀子：泻火除烦，清热利湿，凉血解毒。
焦栀子：凉血止血。
用量：6~9g。
禁忌：脾虚便溏者忌用。《本草汇言》载：吐血衄血，非阳火暴发者忌之。《得配本草》载：邪在表，虚火上升，二者禁用。

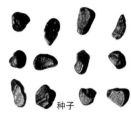
种子

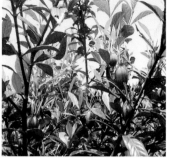
栀子植株

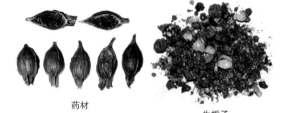

药材

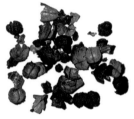
生栀子

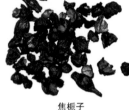
炒栀子

焦栀子

鉴别要点

● **药材** 长卵圆形或椭圆形。红黄色或棕红色，有6条翅状纵棱，棱间常有1条明显的纵脉纹，并有分枝。顶端残存萼片，基部稍尖，有残留果梗。果皮薄而脆，略有光泽。种子扁卵圆形，集结成团，深红色或红黄色，表面密有细小疣状突起。微酸而苦。以皮薄、饱满、色红黄、浸入水中使水染成鲜黄色者为佳。● **炒栀子** 形如栀子碎块，棕褐色。● **焦栀子** 焦褐色或焦黑色，果皮内表面棕色，种子表面黄棕色或棕褐色。

186. 牵牛子 Semen Pharbitidis

药材基原 为旋花科植物裂叶牵牛 *Pharbitis nil* (L.) Choisy 或圆叶牵牛 *Pharbitis purpurea* (L.) Voigt 的干燥成熟种子。主产于辽宁。

药用品名 牵牛子、炒牵牛子。

药用要点 牵牛子：杀虫攻积。
炒牵牛子：泻水通便，消痰涤饮。
用量：3~6g。入丸散服，每次 1.5~3g。
禁忌：孕妇及胃弱气虚者忌服。《本草衍义补遗》载：不胀满，不大便秘者勿用。本品用量过大可出现神经系统症状及便血、腹痛、呕吐等不良反应。痰壅气滞、咳逆喘满者不可久服。不宜与巴豆霜同用。

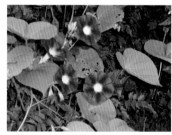
圆叶牵牛植株

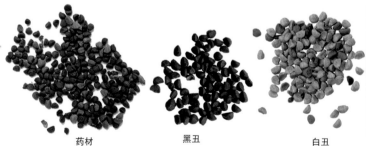
药材　　　　黑丑　　　　白丑

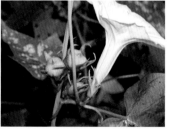
裂叶牵牛植株

鉴别要点

● **药材** 橘瓣状。灰黑色（黑丑）或淡黄白色（白丑），背面有1条浅纵沟，腹面棱线的下端有一点状种脐，微凹。味辛、苦，有麻舌感。以颗粒饱满者为佳。● **炒牵牛子** 表面黑褐色或黄棕色，稍鼓起。微有香气。

187. 菟丝子 Semen Cuscutae

药材基原 为旋花科植物南方菟丝子 *Cuscuta australis* R.Br. 或菟丝子 *Cuscuta chinensis* Lam. 的干燥成熟种子。主产于江苏、辽宁、吉林、河北等地。
药用品名 菟丝子、盐菟丝子。
药用要点 菟丝子：明目，止泻。
盐菟丝子：补益肝肾，固精缩尿，安胎。
用量：6~12g。外用适量。
禁忌：阴虚火旺、阳强不痿及大便燥结者禁服。

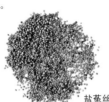
盐菟丝子

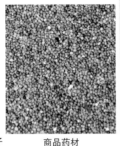
商品药材

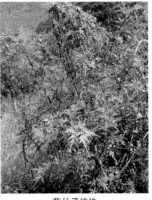
菟丝子植株

鉴别要点

● **药材** 类球形。灰棕色或黄棕色，有细密突起的小点，一端有微凹的线形种脐。用开水浸泡，表面有黏性。以色灰黄、颗粒饱满、加热煮至种皮破裂可露出白色卷旋状的胚者为佳。● **盐菟丝子** 表面棕黄色，裂开，略有香气。

---

188. 淡豆豉 Semen Sojae Preparatum

药材基原 为豆科植物大豆 *Glycine max* (L.) Merr. 的黑色成熟种子发酵加工品。
药用品名 淡豆豉。
药用要点 淡豆豉：解表，除烦，宣散郁热。
用量：6~12g。
禁忌：胃虚易泛恶者慎服。淡豆豉有退乳作用，哺乳妇女不宜用。

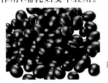
种子

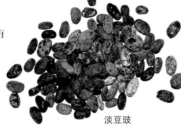
淡豆豉

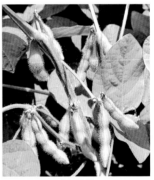
大豆植株

鉴别要点

药材 椭圆形，略扁。黑色，皱缩不平，一侧有棕色的条状种脐。棕黑色，子叶2片，肥厚。气香，味微甜。以粒大、饱满、色黑者为佳。

---

189. 小茴香 Fructus Foeniculi

药材基原 为伞形科植物茴香 *Foeniculum vulgare* Mill. 栽培品的干燥成熟果实。各地均有栽培。
药用品名 小茴香、盐小茴香、炒小茴香。
药用要点 炒小茴香：散寒止痛，理气和胃。
盐小茴香：暖肾散寒止痛。
用量：3~6g。
禁忌：阴虚火旺者禁服。《得配本草》载：肺、胃有热及热毒盛者禁用。

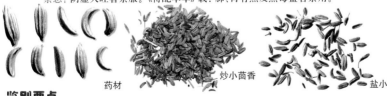
药材　　　　炒小茴香　　　　盐小茴香

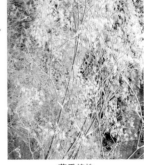
茴香植株

鉴别要点

● **药材** 双悬果，圆柱形，有的稍弯曲，两端略尖。黄绿色或淡黄色，顶端残留有黄棕色突起的柱基，基部有时有细小的果梗。分果呈长椭圆形，背面有纵棱5条，接合面平坦而较宽。横切面略呈五边形，背面的四边约等长。有特异香气，味微甜、辛。以粒大、饱满、色黄绿、香气浓者为佳。● **盐小茴香** 微鼓起，色泽加深，偶有焦斑。味微咸。

190. 蛇床子 Fructus Cnidii

药材基原 为伞形科植物蛇床 *Cnidium monnieri* （L.） Cuss. 的干燥成熟果实。主产于河北。山东、广西、浙江等地均有栽培。

药用品名 蛇床子。

药用要点 蛇床子：燥湿祛风，杀虫止痒，温肾壮阳。

用量：3～9g。外用适量，多煎汤熏洗，或研末调敷。

禁忌：有小毒。与牡丹、巴豆、贝母相克。《本经逢原》载：肾火易动，阳强精不固者勿服。即下焦有湿热，或肾阴不足，相火易动以及精关不固者忌服。

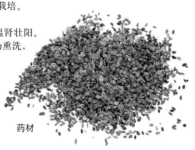

药材

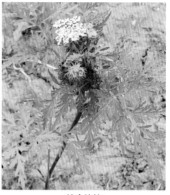

蛇床植株

鉴别要点

药材 双悬果，椭圆形。灰黄色或灰褐色，顶端有2枚向外弯曲的柱基，基部偶有细柄。分果的背面有薄而突起的纵棱5条，接合面平坦，有2条棕色略突起的纵棱线。种子细小，灰棕色，显油性。气香，味辛凉，有麻舌感。以颗粒饱满、色灰黄、香气浓者为佳。

---

191. 牛蒡子 FructusArctii

药材基原 为菊科植物牛蒡 *Arctiumlappa* L. 栽培品的干燥成熟果实。主产于河北、吉林、浙江等地。浙江产者为道地药材，习称"杜大力"。

药用品名 牛蒡子、炒牛蒡子。

药用要点 炒牛蒡子：疏散风热，宣肺透疹。

牛蒡子：解毒利咽，润肠通便。

用量：3～9g。

禁忌：气虚便溏者忌用。痈疽已溃，非便秘不宜服。《本草经疏》载：痘疮家惟宜于血热便秘之证，若气虚色白大便自利或泄泻者，慎勿服之。有报道服用牛蒡子致过敏者。

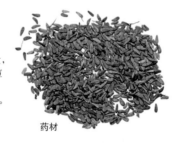

药材

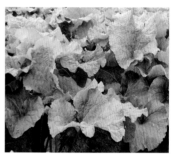

牛蒡植株

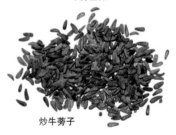

炒牛蒡子

鉴别要点

● **药材** 长倒卵形，两端平截，略扁微弯。灰褐色或浅灰褐色，有多数细小黑斑和纵棱线。先端较宽，有一圆环；基部狭窄有圆形果柄痕。气特异，味苦微辛，稍久有麻舌感。以粒大、饱满、色灰褐、有明显花纹者为佳。● **炒牛蒡子** 外表略有焦斑。

---

192. 鹤虱 Fructus Carpesii

药材基原 为菊科植物天名精 *Carpesium abrotanoides* L. 的干燥成熟果实。主产于河南、山西、陕西等地。

药用品名 鹤虱。

药用要点 鹤虱：杀虫消积。

用量：3～9g。

禁忌：有小毒。孕妇禁用。

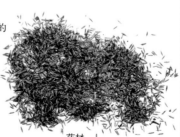

药材

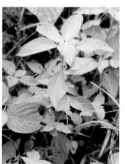

天名精植株

鉴别要点

药材 圆柱形，细小。黄褐色或暗褐色，有多数纵棱。顶端细喙状，先端扩展成灰白色圆环，基部稍尖。果皮薄，纤维性。种子的种皮薄，子叶2，类白色，稍有油性。气特异，味微苦。以颗粒饱满、断面油性、气味浓者为佳。

193. 连翘 Fructus Forsythiae

药材基原 为木樨科植物连翘 *Forsythia suspensa* (Thunb.) Vahl 栽培品的干燥果实。主产于山西、陕西、河南等地。果实初熟尚带绿色时采摘,习称"青翘";果实熟透时采收,习称"老翘"或"黄翘"。

药用品名 连翘。

药用要点 连翘:清热解毒,消肿散结,疏散风热。

用量:6~15g。

禁忌:脾胃虚弱,气虚发热,痈疽已溃,脓稀色淡者忌服。本品易伤脾胃,不可久服。

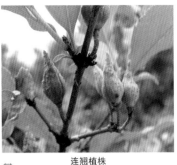

连翘植株

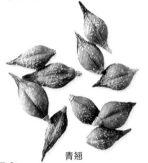

青翘

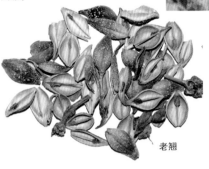

老翘

鉴别要点

● **药材** **青翘**:长卵形至卵形,稍扁。绿褐色,多不开裂,有不规则的纵皱纹及少数凸起的小斑点,两面各有1条明显的纵沟。顶端锐尖,基部有小果柄或已脱落。种子多数,黄绿色,细长,一侧有翅。气微香,味苦。**老翘**:黄棕色或红棕色,自顶端开裂或裂成两瓣。内表面多为浅黄棕色,平滑,有一纵隔。种子棕色,多已脱落。"青翘"以色较绿、不开裂者为佳;"老翘"以色较黄、瓣大、壳厚者为佳。

194. 枸杞子 Fructus Lycii

药材基原 为茄科植物宁夏枸杞 *Lycium barbarum* L. 的干燥成熟果实。主产于宁夏、新疆、甘肃、陕西等地,以宁夏中宁和中卫县枸杞子量大质优。

药用品名 枸杞子。

药用要点 枸杞子:滋补肝肾,益精明目。

用量:6~12g。

禁忌:外邪实热,脾虚有湿及泄泻者忌服。

《本经逢原》载:元阳气衰,阴虚精滑之人慎用。

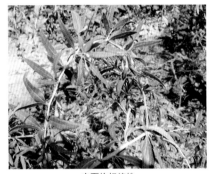

宁夏枸杞植株

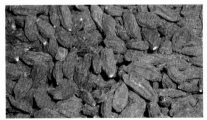

宁夏商品药材

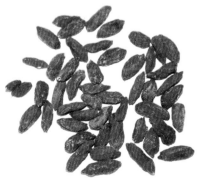

药材

鉴别要点

药材 类纺锤形或椭圆形。红色或暗红色,顶端有小突起状的花柱痕,基部有白色的果梗痕。味甜。嚼之唾液呈红黄色。以粒大、肉厚、籽小、色红、质柔、味甜者为佳。

97

195. 苍耳子 Fructus Xanthii

药材基原 为菊科植物苍耳 *Xanthium sibiricum* Patr. 的干燥成熟带总苞的果实。
药用品名 苍耳子、炒苍耳子。
药用要点 炒苍耳子：散风寒，通鼻窍。
　　　　　　苍耳子：祛风湿。
　　　　　　用量：3~9g。
　　　　　　禁忌：血虚之头痛、痹痛忌服。本品过量易导致中毒。

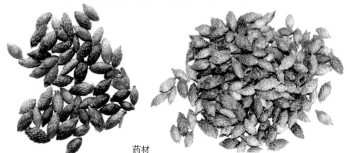

药材

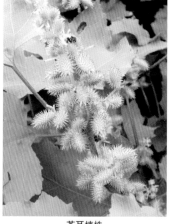

苍耳植株

鉴别要点

● **药材** 纺锤形或卵圆形。黄棕色或黄绿色，全体有钩刺，顶端有2枚较粗的刺，分离或相连，基部有果梗痕。微苦。以粒大、饱满、色黄棕者为佳。● **炒苍耳子** 表面黄褐色，有刺痕。微有香气。

---

196. 槟榔 Semen Arecae

药材基原 为棕榈科植物槟榔 *Areca catechu* L. 的干燥成熟种子。主产于海南、广东、台湾等地。
药用品名 槟榔、炒槟榔、焦槟榔。
药用要点 焦槟榔：消食导滞。
　　　　　　炒槟榔：消食导滞。
　　　　　　槟榔：杀虫消积，降气，行水，截疟。
　　　　　　用量：3~9g；驱绦虫、姜片虫30~60g。
　　　　　　禁忌：脾虚便溏或气虚下陷者忌用；孕妇慎用。

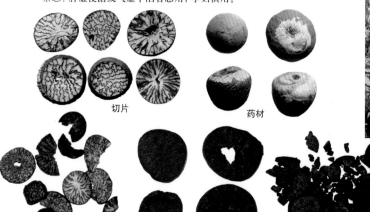

切片　　　　药材

炒槟榔　　　　焦槟榔

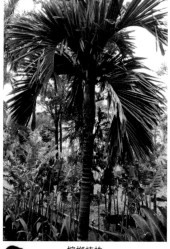

槟榔植株

鉴别要点

● **药材** 扁球形或圆锥形。淡黄棕色或淡红棕色，有稍凹下的网状沟纹，底部中心有圆形凹陷的珠孔，其旁有1明显疤痕状种脐。断面可见棕色种皮与白色胚乳相间的大理石样花纹。味涩，微苦。以个大体重、坚实、断面颜色鲜艳、无破裂者为佳。● **炒槟榔** 外表浅黄色。● **焦槟榔** 外表焦黄色。

197. 薏苡仁 Semen Coicis

药材基原 为禾本科植物薏苡 *Coix lacryma-jobi* L. var. *mayuen* (Roman.) Stapf 栽培品的干燥成熟种仁。主产于福建、河北、辽宁等地。
药用品名 薏苡仁、炒薏苡仁、麸炒薏苡仁。
药用要点 炒薏苡仁：健脾止泻。
薏苡仁：利水渗湿、清热排脓、除痹止痛。
用量：9~30g。
禁忌：脾虚无湿、大便燥结及孕妇慎服。

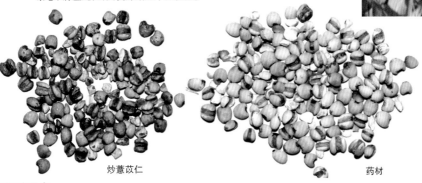

薏苡植株

炒薏苡仁　　药材

鉴别要点
● **药材** 宽卵形或长椭圆形。乳白色，光滑，偶有残存的黄褐色种皮。一端钝圆，另端较宽而微凹，有一淡棕色点状种脐。背面圆凸，腹面有1条较宽而深的纵沟。微甜。以粒大饱满、色白、无破碎者为佳。● **炒薏苡仁** 外表淡黄色，略有焦斑和突起。● **麸炒薏苡仁** 外表黄色，微鼓起，略有香气。

198. 草果 Fructus Tsaoko

药材基原 为姜科植物草果 *Amomum tsao-ko* Crevost et Lemaire 栽培品的干燥成熟果实。主产云南、广西等地。
药用品名 草果、炒草果仁、姜草果仁。
药用要点 生草果：燥湿温中，除痰截疟。
炒草果仁：温中止呕。
用量：3~6g。
禁忌：阴虚血燥者慎用。

药材

草果植株

碎片　　草果仁

鉴别要点
● **药材** 呈长椭圆形，有三钝棱。灰棕色至红棕色，有纵沟及棱线。果皮质坚韧，易纵向撕裂。剥去外皮，中间有黄棕色隔膜。种子团分成3瓣，每瓣有种子8~11粒。种子呈圆锥状多面体，表面红棕色，外被灰白色膜质的假种皮，种脊为一条纵沟，尖端有凹状的种脐。有特异香气，味辛、微苦。以个大、饱满、色红棕、气味浓者为佳。● **炒草果仁** 外表棕褐色，偶见焦斑，有特异香气，味辛、微苦。● **姜草果仁** 外表棕褐色，偶见焦斑，有特异香气，味辛辣。

199. 益智 Fructus Alpiniae Oxyphyllae

药材基原 为姜科植物益智 *Alpinia oxyphylla* Miq. 的成熟果实。主产于海南、广东、广西等地。

药用品名 益智、盐益智。

药用要点 益智：温脾止泻，摄唾涎，暖肾，固精缩尿。

盐益智：温肾，固精缩尿。

用量：3~9g。

禁忌：阴虚火旺或因热而患遗滑崩带者忌服。

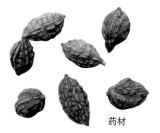
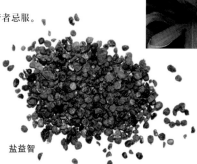

益智植株

药材　　盐益智

鉴别要点

● **药材** 椭圆形，两端略尖。棕色或灰棕色，有纵向凹凸不平的突起棱线13~20条。种子集结成团，种子团分为3瓣，每瓣有种子6~11粒。种子呈不规则的扁圆形，略有钝棱，表面灰褐色或灰黄色，外被淡棕色膜质的假种皮。有特异香气，味辛，微苦。以个大、饱满、色棕、气味浓香为佳。

● **盐益智** 外表褐色或棕褐色，略有咸味。

200. 砂仁 Fructus Amomi

药材基原 为姜科植物阳春砂 *Amomum villosum* Lour.、绿壳砂 *Amomum villosum* Lour. var. *xanthioides* T.L.Wu et Senjen 或海南砂 *Amomum longiligulare* T.L.Wu 栽培品的干燥成熟果实。主产于广东、云南、海南等地。

药用品名 砂仁。

药用要点 砂仁：化湿开胃，温脾止泻，理气安胎。

盐砂仁：温中暖肾，理气安胎。

用量：煎服，3~6 g，入汤剂宜后下。

禁忌：阴虚血燥者慎用。偶有过敏反应。

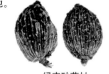
绿壳砂药材

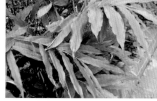

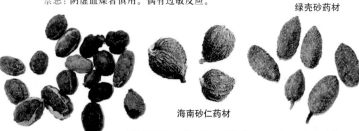
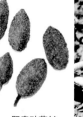

海南砂仁药材

阳春砂药材

缩蜜砂仁（进口）

生砂仁

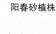
阳春砂植株

鉴别要点

● **药材** **阳春砂、绿壳砂**：呈椭圆形或卵圆形，有不明显的三棱。棕褐色，密生刺状突起，顶端有花被残基，基部常有果梗。果皮薄而软。种子团有三钝棱，有白色隔膜将种子团分成3瓣，每瓣有种子5~26粒。种子为不规则多面体，表面棕红色或暗褐色，有细皱纹，外被淡棕色膜质假种皮。气芳香而浓烈，味辛凉，微苦。**海南砂**：长椭圆形或卵圆形，有明显的三棱。表面被片状、分枝的软刺，基部有果梗痕。果皮厚而硬。种子团每瓣有种子3~24粒。以个大、坚实、仁饱满、气味浓者为佳。● **盐砂仁** 外表棕褐色或深棕褐色，辛香气略减，味微咸。

201. 豆蔻 Fructus Amomi Rotundus

药材基原 为姜科植物白豆蔻 *Amomum kravanh* Pierre ex Gagnep. 或爪哇白豆蔻 *momum compactum* Soland ex Maton 栽培品的干燥成熟果实,完全成熟为紫蔻。白豆蔻主产于泰国、柬埔寨、越南、印度尼西亚等地。

药用品名 豆蔻。

药用要点 豆蔻:化湿消痞,行气温中,开胃消食。
用量:3~6g,入汤剂宜后下。
禁忌:阴虚血燥者慎用。《本草通玄》载:白豆蔻,其功全在芳香之气,一经火炒,便减功力;即入汤液,但当研细,乘沸点服尤妙。

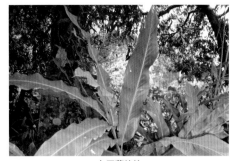

白豆蔻植株

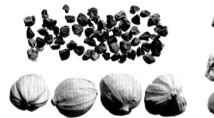

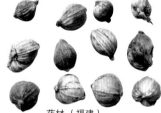

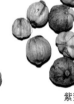

果实及种子　　　　药材(福建)　　　　紫蔻

鉴别要点

药材 原豆蔻:呈类球形。黄白色至淡黄棕色,有3条较深的纵向槽纹,顶端有突起的柱基,基部有凹下的果柄痕,两端均有浅棕色绒毛。果皮体轻,质脆,易纵向裂开,内分3室,每室含种子约10粒;种子呈不规则多面体,背面略隆起,表面暗棕色,有皱纹,并被有残留的假种皮。气芳香,味辛凉略似樟脑。**印尼白蔻**:个略小。黄白色,有的微显紫棕色,果皮较薄,种子瘦瘪。香气较弱。以个大、果皮薄而洁白、种仁饱满、气味浓者为佳。

---

202. 草豆蔻 Semen Alpiniae Katsumadai

药材基原 为姜科植物草豆蔻 *Alpinia katsumadai* Hayata 的干燥近成熟种子。主产于广东、广西、海南、云南等地。

药用品名 草豆蔻。

药用要点 草豆蔻:燥湿健脾,温胃止呕。
用量:煎服,3~6g。入汤剂宜后下。
禁忌:阴虚血燥者慎用。

药材

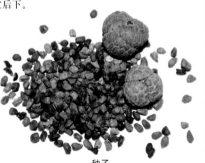

种子

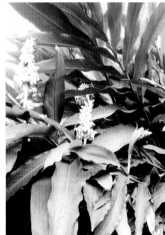

草豆蔻植株

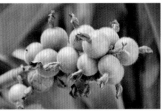

草豆蔻果实

鉴别要点

药材 类球形的种子团。灰褐色,中间有黄白色的隔膜,将种子团分成3瓣,每瓣有种子多数,粘连紧密。种子卵圆状多面体,外被淡棕色膜质假种皮,种脊为一条纵沟,一端有种脐。气香,味辛,微苦。以个圆、种子粒大饱满、气味浓者为佳。

（七）全草类

203. 麻黄 Herba Ephedrae

药材基原 为麻黄科植物草麻黄 *Ephedra sinica* Stapf.、中麻黄 *Ephedra intermedia* Schrenk et C.A.Mey. 或木贼麻黄 *Ephedra equisetina* Bge. 的草质茎。主产于内蒙古、山西、陕西、宁夏等地。

药用品名 生麻黄、炙麻黄。

药用要点 蜜麻黄：宣肺平喘。

生麻黄：发汗解表，利水消肿。

用量：2~9g。

禁忌：凡表虚自汗、阴虚盗汗及肺肾虚喘者均当慎用。

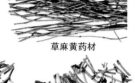
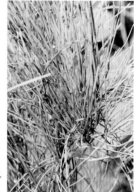

草麻黄药材

木贼麻黄植株

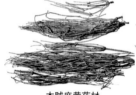
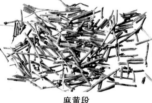
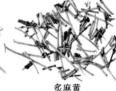

木贼麻黄药材　　　　　麻黄段　　　　　炙麻黄

鉴别要点

● **药材　草麻黄**：呈细长圆柱形。淡绿色至黄绿色，有细纵脊线，触之微有粗糙感。节明显，节上有膜质鳞叶；裂片2（稀3），锐三角形，先端灰白色，反曲，基部联合成筒状，红棕色。断面略呈纤维性，周边绿黄色，髓部红棕色，近圆形。气微香，味涩、微苦。**中麻黄**：多分枝。表面有粗糙感。膜质鳞叶裂片3（稀2），先端锐尖。断面髓部呈三角状圆形。**木贼麻黄**：较多分枝。表面无粗糙感。膜质鳞叶裂片2（稀3），上部为短三角形，灰白色，先端多不反曲，基部棕红色至棕黑色。以干燥、茎粗、淡绿色、内心充实、味苦涩者为佳。● **炙麻黄** 外表深黄色，微有光泽，略有黏性，有蜜香气。

204. 绞股蓝 Herba Gynostemmatis

药材基原 为葫芦科植物绞股蓝 *Gynosteemma pentaphyllum* (Thunb.) Makino 的干燥全草。主产于江苏、浙江、安徽、福建、广东、贵州、陕西等地。

药用品名 绞股蓝。

药用要点 绞股蓝：解毒，补脾益气。

用量：6~9g，水煎服或泡茶代茶饮。

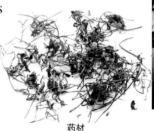

药材

绞股蓝植株

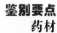

植物类药材及饮片

全草类

鉴别要点

药材 茎纤细，有纵棱，灰棕色或暗棕色，被疏毛。叶展平后呈鸟足状，有5~7小叶，小叶片卵状长圆形或长椭圆状披针形，中央一片较大，先端渐尖，基部楔形。味微甜。以叶多、色绿者为佳。

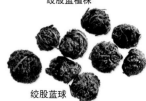

绞股蓝球

205. 金钱草 Herba Lysimachiae

药材基原 为报春花科植物过路黄 *Lysimachia christinae* Hance 的干燥全草。主产于四川、长江流域及云南等地。

药用品名 金钱草。

药用要点 金钱草：清利湿热，通淋，消肿。
用量：15~60g。鲜品加倍。

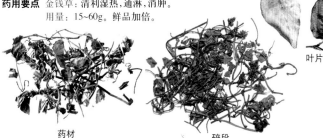 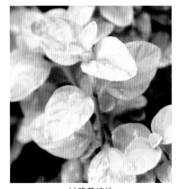

叶片

药材　　碎段

过路黄植株

鉴别要点

药材 常缠结成团，无毛或被疏柔毛。叶对生，多皱缩，展平后呈宽卵形或心形，基部微凹，全缘；蒴果球形。水浸后，对光透视可见黑色或褐色条纹。以叶大、色绿者为佳。

---

206. 广金钱草 Herba Desmodii Styracifolii

药材基原 为豆科植物广金钱草 *Desmodium styracifolium* (Osb.) Merr. 的干燥地上部分。主产广东等地。

药用品名 广金钱草。

药用要点 广金钱草：清热除湿，利尿通淋。
用量：15~30g。
禁忌：临床报道金钱草能引起接触性皮炎和过敏反应。

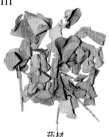 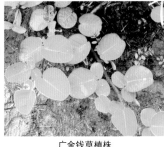

药材

广金钱草植株

鉴别要点

药材 茎呈圆柱形，密被黄色伸展的短柔毛。叶圆形或矩圆形；先端微凹，基部心形或钝圆，全缘。叶上表面黄绿色或灰绿色，无毛，下表面有灰白色紧贴的绒毛。气微香，味微甜。以叶多、色绿者为佳。

---

207. 白花蛇舌草 Herba Hedyotis Diffusae

药材基原 为茜草科植物白花蛇舌草 *Hedyotis diffusa* Willd. 的干燥全草。主产于广东、广西、福建等地。

药用品名 白花蛇舌草。

药用要点 白花蛇舌草：清热解毒，活血止痛，利尿消肿。
用量：15~30g。外用适量，捣烂敷患处。
禁忌：孕妇慎用。

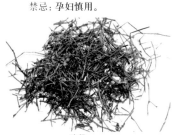 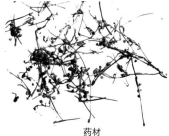 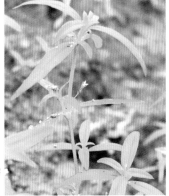

碎段　　药材

白花蛇舌草植株

鉴别要点

药材 扭缠成团状，根纤细，淡灰棕色；茎细，卷曲，质脆易折断，中央有白色髓部。叶线形或线状披针形；花细小，白色，种子棕黄色，极细小。以茎叶完整、色灰绿、带果实者为佳。

208. 鱼腥草 Herba Houttuyniae

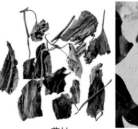

药材基原 为三白草科植物蕺菜 *Houttuynia cordata* Thunb.
的干燥地上部分。主产于长江以南各地。

药用品名 鱼腥草。

药用要点 鱼腥草：清热解毒，消痈排脓，利尿通淋。
用量：15~24g，不宜久煎。鲜品用量加倍，水煎或
捣汁服。外用适量，捣敷或煎汤熏洗患处。
禁忌：虚寒证及阴性疮疡忌服。

药材　蕺菜植株

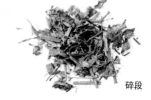

鉴别要点

药材 茎呈扁圆柱形，棕黄色，有纵棱数条。叶片展平后
呈心形，先端渐尖，全缘，下表面灰绿色或灰棕色；叶柄细
长，基部与托叶合生成鞘状。搓碎有鱼腥气，味微涩。以叶
多、色绿、有花穗、鱼腥气浓者为佳。

碎段

---

209. 仙鹤草 Herba Agrimoniae

药材基原 为蔷薇科植物龙牙草 *Agrimonia pilosa* Ledeb. 的干
燥地上部分。主产于浙江、江苏、湖北等地。

药用品名 仙鹤草。

药用要点 仙鹤草：收敛止血，截疟，止痢，解毒。
用量：6~12g。外用适量。

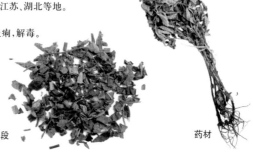 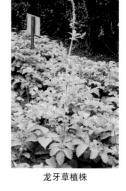

碎段　　　　　　　药材　　　龙牙草植株

鉴别要点

药材 全体被白色柔毛，茎下部圆柱形；上部方柱形，四面略凹陷，绿褐色，有纵沟及棱线。
完整小叶片展平后呈卵形或长椭圆形，先端尖，基部楔形，边缘有锯齿。花萼下部呈筒状，萼筒上
部有钩刺。味微苦。以质嫩、叶多而完整、色青绿者为佳。

---

210. 半枝莲 Herba Scutellariae Barbatae

药材基原 为唇形科植物半枝莲 *Scutellaria barbata* D. Don 的干燥全草。主产于河北、
河南、山西、陕西等。

药用品名 半枝莲。

药用要点 半枝莲：清热解毒，化瘀利尿。
用量：15~30g，鲜品 30~60g。外用鲜品适量，捣敷患处。
禁忌：血虚者不宜，孕妇慎服。

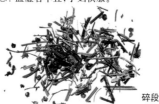

碎段　　　　　　　药材　　　　　　半枝莲植株

鉴别要点

药材 无毛或花轴上疏被毛。根纤细。茎丛生，较细，方柱形，暗紫色或棕绿色。叶上表面暗
绿色，下表面灰绿色，有短柄，展平后呈三角状卵形或披针形；先端钝，基部宽楔形，全缘或有少
数不明显的钝齿。果实扁球形。味微苦。以色绿、味苦者为佳。

211. 香薷 Herba Moslae

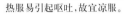

药材基原 为唇形科植物石香薷 *Mosla chinensis* Maxim. 或江香薷 *Mosla chinensis* 'Jiangxiangru' 的干燥地上部分。前者习称"青香薷"，后者习称"江香薷"。青香薷主产于广西、湖南、湖北等地，江香薷主产于江西。

药用品名 香薷。

药用要点 香薷：发汗解表，化湿和中，利水消肿。

用量：3~9g。

禁忌：表虚有汗及暑热证忌用。

热服易引起呕吐，故宜凉服。

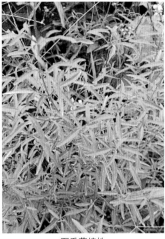

石香薷植株

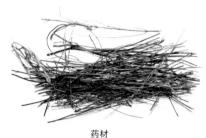

药材

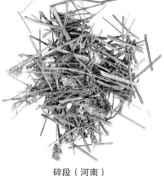

碎段（河南）

鉴别要点

药材 青香薷：茎方柱形，节明显。表面黄绿色、淡黄色或紫红色，被白色茸毛。叶片展平后呈长卵形或披针形，暗绿色或黄绿色，边缘有3~5疏浅锯齿。穗状花序。气清香，味微辛而凉。**江香薷**：较粗大，叶缘有5~9疏浅锯齿。果实较大，表面有疏网纹。以枝嫩、穗多、香气浓者为佳。

---

212. 广藿香 Herba Pogostemonis

药材基原 为唇形科植物广藿香 *Pogostemon cablin* (Blanco) Benth. 的干燥地上部分。主产于广东、海南等地。

药用品名 广藿香、藿香。

药用要点 广藿香：芳香化湿，和中止呕，发表解暑。

用量：3~9g。

禁忌：阴虚血燥者不宜用。

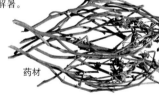

药材

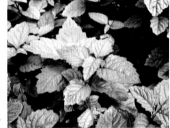

广藿香植株

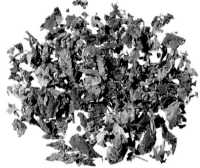

广藿香叶

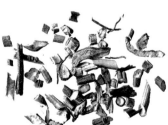

广藿香梗（茎）

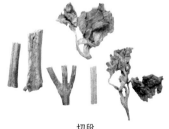

切段

鉴别要点

药材 茎略呈方柱形，表面灰褐色、灰黄色或带红棕色，被柔毛。叶展平后呈卵形或椭圆形。两面均被灰白色绒毛；基部楔形或钝圆，边缘有大小不规则的钝齿；叶柄细，被柔毛。气香特异，味微苦。以叶多、干燥、香气浓者为佳。

105

213. 荆芥 Herba Schizonepetae

药材基原 为唇形科植物荆芥 *Schizonepeta tenuifolia* Briq. 的干燥地上部分。主产于江苏、浙江、河南、河北、山东等地。

药用品名 荆芥、荆芥炭、荆芥穗、荆芥穗炭。

药用要点 荆芥: 解表散风, 透疹, 消疮, 止血。
荆芥炭: 收敛止血。
荆芥穗: 解表祛风, 透疹, 消疮。
荆芥穗炭: 收湿止血。
用量: 3~9g。
禁忌: 表虚自汗、阴虚头痛者忌服。

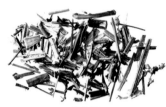

荆芥梗

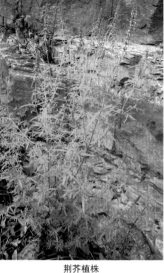

荆芥植株

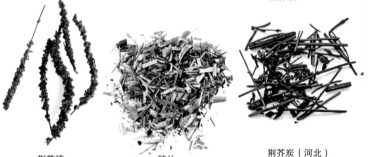

荆芥穗　　　　碎片　　　　荆芥炭（河北）

鉴别要点

● **药材** 茎呈方柱形, 表面淡黄绿色或淡紫红色, 被短柔毛; 切面类白色。叶对生, 多已脱落, 叶片3~5羽状分裂。穗状轮伞花序。小坚果棕黑色。气芳香, 味微涩而辛凉。以浅紫色、茎细、穗多而密者为佳。● **荆芥炭** 全体黑褐色。茎方柱形, 断面焦褐色。略有焦香气, 味苦而辛。

● **荆芥穗** 穗状轮伞花序, 圆柱形。花冠多脱落, 宿萼钟形, 内有小坚果。气芳香, 味微涩而辛凉。● **荆芥穗炭** 表面黑褐色。有焦香气, 味苦而辛。

214. 益母草 Herba Leonuri

药材基原 为唇形科植物益母草 *Leonurus japonicus* Houtt. 的新鲜或干燥地上部分。我国大部分地区均产, 野生或栽培。

药用品名 鲜益母草、益母草。

药用要点 益母草: 活血调经, 利水消肿, 清热解毒。
用量: 9~30g; 鲜品 12~40g。
禁忌: 无瘀滞及阴虚血少者忌用。孕妇慎用。

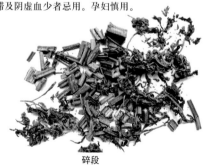

碎段

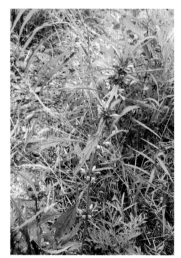

益母草植株

鉴别要点

药材 **鲜益母草**: 茎呈方柱形, 上部多分枝, 四面凹下成纵沟, 表面青绿色, 断面中部有髓; 叶交互对生, 有柄; 叶片青绿色, 揉之有汁; 下部茎生叶掌状3裂, 上部叶羽状深裂或浅裂。味微苦。以质嫩、色绿者为佳。**益母草**: 茎方形, 四面凹下成纵沟, 灰绿色或黄绿色。切面有白髓。叶片灰绿色, 多皱缩、破碎。轮伞花序腋生。味微苦。以色黄绿者为佳。

215. 薄荷 Herba Menthae Haplocalycis

药材基原 为唇形科植物薄荷 *Mentha haplocalyx* Briq 的干燥地上部分。主产于江苏、浙江、湖南等地。

药用品名 薄荷。

药用要点 薄荷：疏散风热，清利头目，利咽透疹，疏肝行气。

用量：3~6g。

禁忌：体虚多汗者不宜使用。

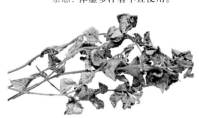

药材（留兰香）

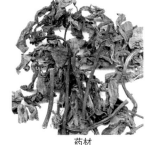

药材

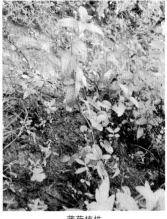

薄荷植株

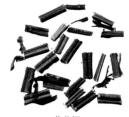

薄荷梗

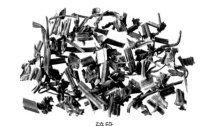

碎段

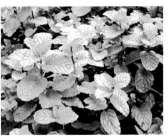

绿薄荷（留兰香）

鉴别要点

药材 茎方柱形，表面紫棕色或淡绿色，有纵棱线，棱角处有茸毛。叶完整者展平后呈宽披针形、长椭圆形或卵形，上表面深绿色，下表面灰绿色，稀被茸毛，有凹点状腺鳞。轮伞花腋生。揉搓后有特殊清凉香气，味辛凉。以叶多而肥、色绿、干燥、香气浓者为佳。

216. 穿心莲 Herba Andrographis

药材基原 为爵床科植物穿心莲 *Andrographis paniculata* (Burm. f.) Nees 栽培品的干燥地上部分。主产于广东、广西、福建等地。

药用品名 穿心莲。

药用要点 穿心莲：清热解毒，凉血，消肿，燥湿。

用量：6~9g。

禁忌：忌多服久服；脾胃虚寒者不宜用。

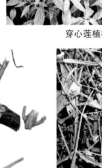

穿心莲植株

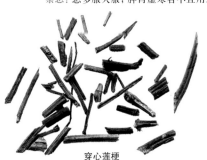

穿心莲梗

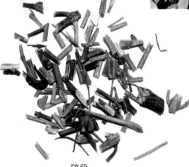

碎段

药材

鉴别要点

药材 茎方柱形，节稍膨大。叶片完整者展平后呈披针形或卵状披针形，先端渐尖，基部楔形下延，全缘或波状；上表面绿色，下表面灰绿色，两面光滑。味极苦。以色绿、叶多者为佳。

植物类药材及饮片
全草类

217. 紫花地丁 Herba Violae

药材基原 为堇菜科植物紫花地丁 *Viola yedoensis* Makino 的干燥全草。主产于长江下游及以南各地。

药用品名 紫花地丁。

药用要点 紫花地丁：清热解毒，凉血消肿。

　　用量：15~30g。

　　禁忌：体质虚寒者忌服。

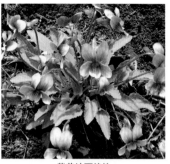

紫花地丁植株

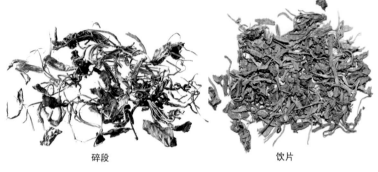

碎段　　　　　　　　饮片

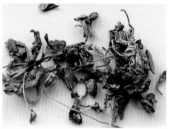

药材

鉴别要点

药材 主根长圆锥形，淡黄棕色，有细纵皱纹。展平后叶片呈披针形或卵状披针形；先端钝，基部截形或稍心形，边缘有钝锯齿，两面有毛；叶柄细，上部有明显狭翅。味微苦而稍黏。以根色黄、叶色黄绿、整齐者为佳。

---

218. 苦地丁 Herba Corydalis Bungeanae

药材基原 为罂粟科植物布氏紫堇 *Corydalis bungeana* Turcz. 的干燥全草。主产于甘肃、陕西、山西、山东、河北等地。

药用品名 苦地丁。

药用要点 苦地丁：清热解毒。

　　用量：9~15g。

　　禁忌：不宜久服。

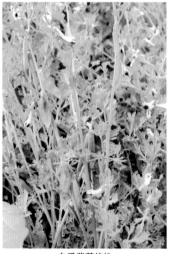

布氏紫堇植株

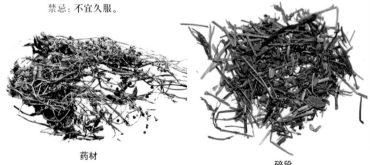

药材　　　　　　　　碎段

鉴别要点

药材 主根圆锥形，表面棕黄色。地上茎细，多分枝，表面灰绿色或黄绿色，有5纵棱。完整叶片2~3回羽状全裂。花冠唇形，有距，淡紫色。蒴果荚果状，扁长椭圆形。种子圆肾状，黑色。味苦。以味苦而持久者为佳。

219. 佩兰 Herba Eupatorii

药材基原 为菊科植物佩兰 *Eupatorium fortunei* Turcz. 的干燥地上部分。主产于江苏、浙江、河北等地。

药用品名 佩兰。

药用要点 佩兰：芳香化湿，醒脾开胃，发表解暑。

用量：3~9g。

禁忌：阴虚、气虚者忌服。

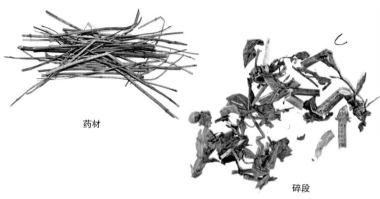

药材

碎段

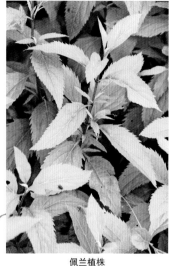

佩兰植株

鉴别要点

药材 茎圆柱形，表面黄棕色或黄绿色，有的带紫色，有明显的节和纵棱线。切面髓部白色或中空。叶片多皱缩，绿褐色。气芳香，味微苦。以质嫩、叶多、色绿、香气浓郁者为佳。

---

220. 豨莶草 Herba Siegesbeckiae

药材基原 为菊科植物豨莶 *Siegesbeckia orientalis* L.、腺梗豨莶 *Siegesbeckia pubescens* Makino 或毛梗豨莶 *Siegesbeckiaglabrescens* Makino 的干燥地上部分。主产于湖南、湖北、江苏等地。

药用品名 豨莶草、酒豨莶草。

药用要点 豨莶草：祛风湿，利关节，解毒。

用量：9~12g。

禁忌：无风湿者慎服，阴血不足者忌服。《唐本草》载：多则令人吐。

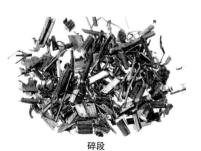

碎段

豨莶梗

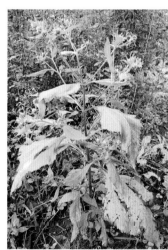

豨莶植株

鉴别要点

● **药材** 茎略呈方柱形，表面灰绿色、黄棕色或紫棕色，有纵沟和细纵纹，被灰色柔毛。叶灰绿色，边缘有钝锯齿，两面皆有白色柔毛。有时可见黄色头状花序，总苞片匙形。味微苦。以质嫩而肥者为佳。● **酒豨莶草** 表面褐绿色或黑绿色。微有酒香气。

221. 车前草 Herba Plantaginis

药材基原 为车前科植物车前 *Plantago asiatica* L. 或平车前 *Plantago depressa* Willd. 的干燥全草。全国各地均产。

药用品名 车前草。

药用要点 车前草：清热利尿通淋，祛痰，凉血，解毒。

用量：9~30g。

禁忌：内伤劳倦，阳气下陷，肾虚精滑及内无湿热者慎服。《本草汇言》载：肾虚寒者尤宜忌之。

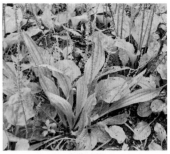

车前植株

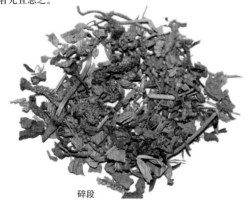

碎段

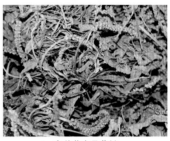

车前草商品药材

鉴别要点

药材 **车前**：根须状。叶片皱缩，多破碎，表面灰绿色或污绿色，脉弧形、明显。可见穗状花序。味微苦。**平车前**：主根直而长。以叶片完整、色灰绿者为佳。

---

222. 茵陈 Herba Artemisiae Scopariae

药材基原 为菊科植物滨蒿 *Artemisia scoparza* Waldst.et Kit. 或茵陈蒿 *Artemisia capillaris* Thunb. 的干燥地上部分。春季采收的习称"绵茵陈"，秋季采割的称"花茵陈"。主产于内蒙古、陕西、山西、安徽等地。陕西产者称西茵陈，质量最佳。

药用品名 茵陈、茵陈蒿。

药用要点 茵陈：清利湿热，利胆退黄。

用量：6~15g。

禁忌：蓄血发黄，血虚萎黄，非因湿热引起的发黄者慎用。

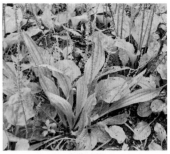

茵陈蒿植株

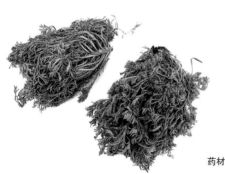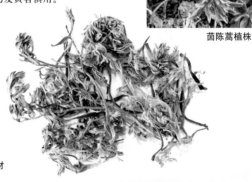

药材

鉴别要点

药材 **绵茵陈**：多卷曲成团状，灰白色或灰绿色，全体密被白色茸毛，绵软如绒。茎细小，除去表面白色茸毛后可见明显纵纹。叶有柄，展平后叶片呈1~3回羽状分裂，小裂片卵形或稍呈倒披针形、条形，先端锐尖。气清香，味微苦。**花茵陈**：茎呈圆柱形，表面淡紫色或紫色，有纵条纹，被短柔毛，叶两面密被白色柔毛。头状花序卵形。以幼嫩、绵软、色灰白，香气浓者为佳。

223.蒲公英 Herba Taraxaci

药材基原 为菊科植物蒲公英 *Taraxacum mongolicum* Hand.-Mazz.、碱地蒲公英 *Taraxacum borealisinense* Kitam. 或同属种植物的干燥全草。全国各地均产。

药用品名 蒲公英。

药用要点 蒲公英:清热解毒,消肿散结,利尿通淋。
用量:9~15g。
禁忌:用量不宜过大。

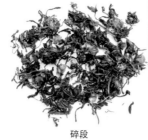

碎段

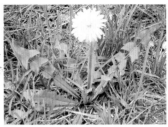

蒲公英植株

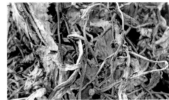

蒲公英商品药材

鉴别要点

药材 根圆锥状,表面棕褐色,根头部有棕褐色或黄白色的茸毛。叶绿褐色或暗灰绿色,完整者呈倒披针形,先端尖或钝,边缘浅裂或羽状分裂,基部渐狭,下延呈柄状。头状花序,有时可见白色冠毛的长椭圆形瘦果。味微苦。以色灰绿、干燥者为佳。

224. 青蒿 Herba Artemisiae Annuae

药材基原 为菊科植物黄花蒿 *Artemisia annua* L. 的干燥地上部分。我国大部分地区均产。

药用品名 青蒿。

药用要点 青蒿:清虚热,除骨蒸,解暑热,截疟。
用量:6~12g。
禁忌:脾胃虚弱,肠滑泄泻者忌服。

药材

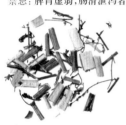

饮片

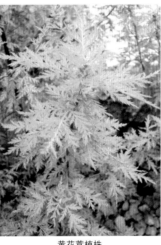

黄花蒿植株

鉴别要点

药材 茎呈圆柱形,表面黄绿色或棕黄色,有纵棱线;质略硬,断面中部有髓。叶暗绿色或棕绿色,卷缩易碎,两面被短毛。气香特异,味微苦。以色青绿、叶多、干燥、未开花、气味浓郁者为佳。

225. 大蓟 Herba Cirsii Japonici/Radix Cirsii Japonici

药材基原 为菊科植物蓟 *Cirsium japonicum* Fisch. ex DC. 的干燥全草。我国大部分地区均产。

药用品名 大蓟、大蓟炭。

药用要点 大蓟:散瘀解毒消痈。
大蓟炭:凉血止血。
用量:9~15g。
禁忌:脾胃虚寒而无瘀滞者忌服。

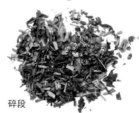

碎段

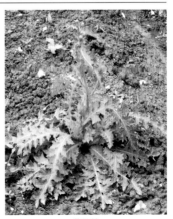

蓟植株

鉴别要点

● **药材 大蓟**:茎短圆柱形,表面绿褐色,有数条纵棱,被丝状毛。叶边缘有不等长的针刺;两面均有灰白色丝状毛。头状花序多破碎。**大蓟根**:呈长纺锤形,常簇生而扭曲,表面暗褐色,有不规则的纵皱纹。断面粗糙,灰白色。味甜、微苦。以色灰绿、叶多、根粗壮者为佳。● **大蓟炭** 表面黑褐色。断面棕黑色。气焦香。

111

226. 小蓟 Herba Cirsii

药材基原 为菊科植物刺儿菜 *Cirsium setosum* (Willd.) MB.的干燥地上部分。我国大部分地区均产。

药用品名 小蓟、小蓟炭。

药用要点 小蓟：凉血散瘀，解毒消痈。

小蓟炭：止血凉血，散瘀止痛。

用量：3~12g。

禁忌：虚寒出血及脾胃虚寒者禁服。《本草经疏》载：惟不利于胃弱泄泻，及血虚、脾胃弱不思饮食之证。

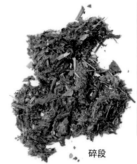

碎段

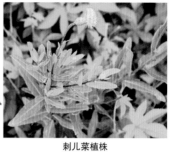

刺儿菜植株

鉴别要点

● **药材** 茎呈圆柱形。表面灰绿色或带紫色，有纵棱及白色柔毛；叶片多皱缩，叶齿尖有针刺，两面均有白色柔毛。头状花序。味微苦。以黄绿色、茎微带紫棕色、叶多者为佳。● **小蓟炭** 表面黑褐色，内部焦褐色。

---

227. 谷精草 Flos Eriocauli

药材基原 为谷精草科植物谷精草 *Eriocaulon buergerianum* Koern. 的干燥带花茎的头状花序。主产于浙江、江苏等地。

药用品名 谷精草、谷精珠。

药用要点 谷精草：疏散风热，明目退翳。

用量：3~9g。

禁忌：血虚目疾慎服。《得配本草》载：气虚病目者禁用。

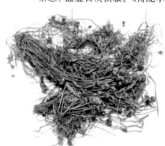
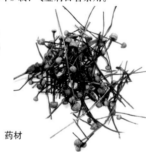

药材

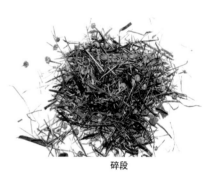

碎段

鉴别要点

药材 头状花序呈半球形，底部有淡黄绿色苞片，花序顶部灰白色，有多数黑色花药和细小黄绿色未成熟的果实。花茎淡黄绿色，有扭曲的棱线。以珠（花序）大而紧、色灰白，花茎短、色黄绿者为佳。

---

228. 淡竹叶 Herba Lophatheri

药材基原 为禾本科植物淡竹叶 *Lophatherum gracile* Brongn. 的干燥茎叶。主产于浙江、江苏、湖南、湖北等地。

药用品名 淡竹叶。

药用要点 淡竹叶：清热泻火，除烦止渴，利尿通淋。

用量：6~9g。

禁忌：无实火、湿热者慎用。体虚有寒者禁服。

碎段

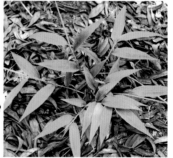

淡竹叶植株

鉴别要点

药材 茎圆柱形，表面淡黄绿色。叶片披针形，有的皱缩卷曲，表面浅绿色或黄绿色。叶脉平行，有横行小脉，形成长方形的网格状。以叶多、长大、质软、色青绿者为佳。

229. 石斛 Herba Dendrobii

药材基原 为兰科植物金钗石斛 *Dendrobium nobile* Lindl.、铁皮石斛 *Dendrobium candidum* Wall. ex Lindl.、鼓槌石斛 *Dendrobium chrysotoxum* Lindl. 或流苏石斛 *Dendrobium fimbriatum* Hook. 栽培品的新鲜或干燥茎。主产于广西、广东、贵州、云南、四川等地。

药用品名 石斛、鲜石斛。

药用要点 石斛：益胃生津，滋阴清热。

用量：干品 6~12g；鲜品 15~30g。

禁忌：虚而无火者忌用。

附注 此外，还有植物环草石斛和霍山石斛等新鲜或干燥的茎亦作石斛使用。

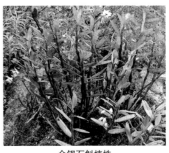

金钗石斛植株

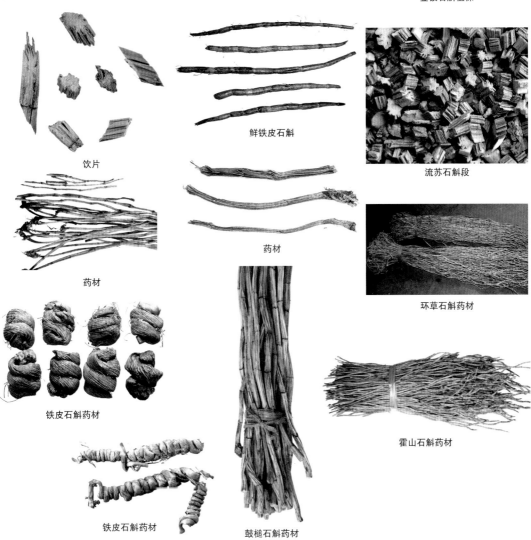

饮片

鲜铁皮石斛

流苏石斛段

药材

药材

环草石斛药材

铁皮石斛药材

铁皮石斛药材

鼓槌石斛药材

霍山石斛药材

鉴别要点

药材　鲜金钗石斛：圆柱形或扁圆柱形。表面黄绿色，光滑或有纵纹，节明显，色较深，节上有膜质叶鞘。肉质多汁，易折断。味微苦而回甜，嚼之有黏性。**金钗石斛**：呈扁圆柱形。金黄色或黄中带绿色，有深纵沟。质硬而脆，断面较平坦而疏松。味苦。**鼓槌石斛**：呈粗纺锤形。表面光滑，金黄色，有明显凸起的棱。质轻而松脆，断面海绵状。嚼之有黏性。**流苏石斛**：呈长圆柱形，节明显。表面黄色至暗黄色，有深纵槽。质疏松，断面平坦或呈纤维性。微苦，嚼之有黏性。鲜石斛以青绿色、肥满多叶、嚼之发黏者为佳。干品以色金黄、有光泽、质柔者为佳。

（八）藻、菌、树脂类

230. **海藻** Sargassum

药材基原 为马尾藻科植物海蒿子 *Sargassum pallidum* (Turn.) C.
Ag. 或羊栖菜 *Sargassum fusiforme* (Harv.) Setch. 的干
燥藻体。前者习称"大叶海藻"，后者习称"小叶海藻"。
海蒿子主产于山东、辽宁等地。羊栖菜主产于福建、浙
江、广东、广西、海南等地。

药用品名 海藻。

药用要点 海藻：软坚散结，消痰利水。
用量：6~12g。
禁忌：脾胃虚寒者禁服。反甘草。《本草汇言》载：如脾
胃虚弱，血气两亏者勿用之。

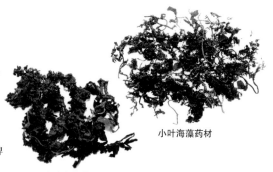

小叶海藻药材

大叶海藻药材

鉴别要点

　　药材 **大叶海藻**：皱缩卷曲。表面黑褐色，有的被白霜。主干有分枝，有刺状突起。初生叶披
针形或倒卵形，全缘或有粗锯齿；次生叶条形或披针形。气囊黑褐色，球形或卵圆形，顶端钝圆，
有的有细短尖。质脆，潮润时柔软；水浸后膨胀，肉质，黏滑。气腥，味微咸。**小叶海藻**：较小。
分枝互生，无刺状突起。叶条形或细匙形，先端稍膨大，中空。气囊纺锤形或球形，囊柄较长。
质较硬。以色黑、条长、干燥、味淡者为佳。

---

231. **灵芝** Ganoderma

药材基原 为多孔菌科真菌赤芝 *Ganoderma lucidum* (Leyss. ex Fr.) Karst. 或紫芝 *Ganoderma
sinense* Zhao, Xu et Zhang 的干燥子实体。主产于华东、西南地区及河北、山西、江
西、广西、广东等地。

药用品名 灵芝。

药用要点 灵芝：补气安神，止咳平喘。
用量：6~12g。
禁忌：《本草经集注》载：薯蓣为之使，得发良，恶恒山，畏扁青、茵陈蒿。

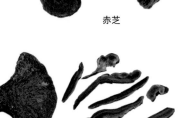

赤芝

紫芝野生品　　　　紫芝　　　　　　　　赤芝野生品　　　　赤灵芝片

鉴别要点

　　药材 **赤芝**：伞状，菌盖肾形、半圆形或近圆形。表面皮壳坚硬，黄褐色至红褐色，有光泽，
有环状棱纹和辐射状皱纹。菌肉白色至淡棕色。菌柄圆柱形，侧生，红褐色至紫褐色，光亮。气微
香，味苦涩。**紫芝**：皮壳紫黑色，有漆样光泽，有同心环沟，边缘钝圆。菌肉锈褐色。菌柄紫黑色，较
长。气微香，味苦涩。以个大、菌盖厚、色紫红、有漆样光泽者为佳。

232. 冬虫夏草 Cordyceps

药材基原 为麦角菌科真菌冬虫夏草菌 *Cordyceps sinensis* (Berk.) Sacc. 寄生在蝙蝠蛾科昆虫幼虫上的子座和幼虫尸体的干燥复合体(子实体)。主产于四川、青海、西藏等地。

药用品名 冬虫夏草、虫草。

药用要点 冬虫夏草:补肾益肺,止血化痰。
用量:3~9g。

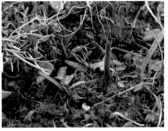

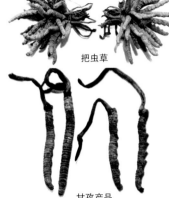
把虫草

冬虫夏草子实体

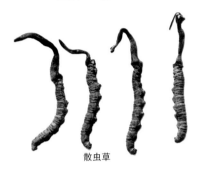
散虫草

甘孜产品

那曲产品

鉴别要点

药材 虫体似蚕,子座细长圆柱形。虫体表面深黄色至黄棕色,有环纹20~30个;头部红棕色;足8对,中部4对明显。子座表面深棕色至棕褐色。气微腥,味微苦。以完整、虫体饱满肥大、外色黄亮、断面充实、内色白、子座粗壮、气香浓者为佳。

---

233. 茯苓 Poria

药材基原 为多孔菌科真菌茯苓 *Poria cocos* (Schw.) Wolf 的干燥菌核。主产于云南、安徽等地。

药用品名 茯苓、白茯苓、赤茯苓、茯苓皮、茯神。

药用要点 白茯苓:利水渗湿,健脾宁心。
茯神:健脾宁心。
用量:9~15g。
禁忌:阴虚而无湿热、虚寒滑精、气虚下陷者慎服。

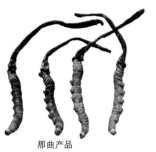
鲜茯苓

植物类药材及饮片

藻、菌、树脂类

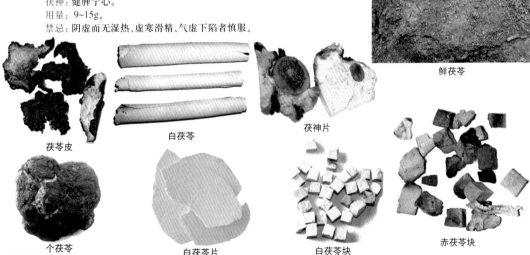

茯苓皮

白茯苓

茯神片

个茯苓

白茯苓片

白茯苓块

赤茯苓块

鉴别要点

药材 茯苓:类球形、椭圆形、扁圆形或不规则团块。外皮薄而粗糙,棕褐色至黑褐色,有明显的皱缩纹理。体重,质坚实。颗粒性,外层淡棕色,内部白色,有的中间抱有松根。嚼之粘牙。**茯苓块**:为去皮后切制的茯苓,呈立方块状或方块状厚片。表面白色、淡红色或淡棕色。茯苓片:呈不规则厚片,厚薄不一。表面白色、淡红色或淡棕色。以色白(赤茯苓色绯红)、质坚实、无砂粒嵌入、嚼之黏性强者为佳。

234. 猪苓 Polyporus

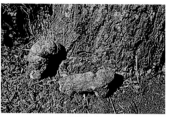

猪苓生态

药材基原 为多孔菌科真菌猪苓 *Polyporus umbellatus* (Pers.) Fries 的干燥菌核。主产于陕西、云南、河南等地。

药用品名 猪苓。

药用要点 猪苓：利水渗湿。
用量：6~12g。
禁忌：无水湿者禁用。《医学启源》载：比诸淡渗药，大燥亡津液，无湿证勿服。

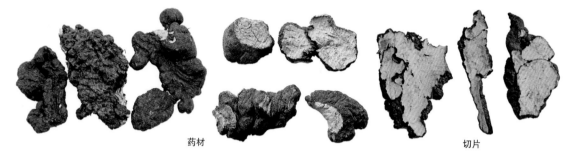

药材　　　　　　　　　　　　　　　　　　　切片

鉴别要点

　　药材 条形、类圆形或扁块状，有的分枝。黑色、灰黑色或棕黑色，皱缩或有瘤状突起。体轻，能浮于水面，质硬。断面类白色或黄白色，略呈颗粒状。以个大、外皮黑褐色、断面色白者为佳。

---

235. 马勃 Lasiosphaera seu Caivatia

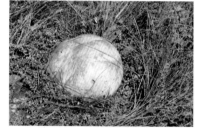

大马勃真菌

药材基原 为灰包科真菌脱皮马勃 *Lasiosphaera fenzlii* Reich.、大马勃 *Calvatia gigantean* (Batsch ex Pers.) Lloyd 或紫色马勃 *Calvatia lilacina* (Mont. et Berk.) Lloyd 的干燥子实体。脱皮马勃主产于辽宁、甘肃、江苏、安徽等地，大马勃主产于内蒙古、青海、河北、甘肃等地，紫色马勃主产于广东、广西、江苏、湖北等地。

药用品名 马勃。

药用要点 马勃：清肺利咽，止血。
用量：2~6g。
禁忌：风寒劳嗽失音者忌用。

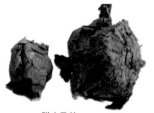
脱皮马勃

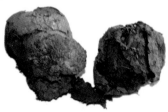
紫马勃

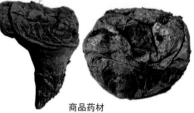
商品药材

鉴别要点

　　药材 **脱皮马勃**：扁球形或类球形。包被灰棕色至黄褐色，纸质，常破碎呈块片状，或全部脱落。孢体灰褐色或浅褐色，紧密，有弹性，手撕有灰褐色棉絮状的丝状物。触之孢子呈尘土样飞扬，手捻有细腻感。气似尘土。**大马勃**：扁球形或压扁不规则块状物。残留的包被由黄棕色的膜状外包被和较厚的灰黄色的内包被所组成。光滑，质硬而脆，成块脱落。孢体浅青褐色，手捻有润滑感。**紫马勃**：陀螺形或扁圆形。包被薄，两层，紫褐色，粗皱，有圆形凹陷，外翻，上部常裂成小块或已部分脱落。孢体紫色。以个大、完整、皮薄、紫色、饱满、松软如海绵、质轻、按之如棉絮、弹之有粉尘飞出、气浓呛鼻者为佳。

236. 雷丸 Omphalia

药材基原 为白蘑科真菌雷丸 *Omphalia lapidescens* Schroet. 的干燥菌核。主产于四川、云南、广西、贵州、山西、河南、甘肃等地。

药用品名 雷丸。

药用要点 雷丸：杀虫消积。
用量：15~21g。
禁忌：本品不宜煎服。无虫积者禁服，有虫积而脾胃虚寒者慎服。

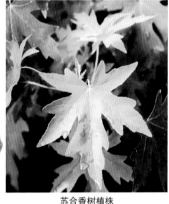
药材　切片

鉴别要点
　　药材 类球形或不规则团块。黑褐色或棕褐色，有略隆起的不规则网状细纹。质坚实。不平坦，白色或浅灰黄色，常有黄白色大理石样纹理。微苦，嚼之有颗粒感，微带黏性，久嚼无渣。以个大、断面色白粉状者为佳。断面呈褐色、角质样者不可用。

237. 苏合香 Styrax

药材基原 为金缕梅科植物苏合香树 *Liquidambar orientalis* Mill. 的树干渗出的香树脂经加工精制而成。主产于土耳其、叙利亚、埃及、索马里等国。

药用品名 苏合香、苏合香油。

药用要点 苏合香：开窍，辟秽，止痛。
用量：0.3~0.9g。
禁忌：脱证禁服；阴虚有热、血燥津伤、气虚者及孕妇慎用。

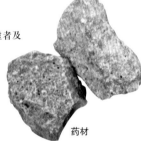
苏合香油　　药材　　苏合香树植株

鉴别要点
　　药材 **苏合香油**：半流动性的浓稠液体。棕黄色或暗棕色，半透明。质细腻，极黏稠，挑起时呈胶样，连绵不断。较水重。气芳香，味苦、辣，嚼之粘牙。以黏稠似饴糖、半透明、质细腻、挑之成丝、香气浓者为佳。

238. 乳香 Olibanum

药材基原 为橄榄科植物乳香树 *Boswellia carterii* Birdw.、鲍达乳香树 *Boswellia bhaw-dajiana* Birdw. 树皮渗出的油胶树脂。主产于索马里、埃塞俄比亚等地。

药用品名 乳香、醋乳香。

药用要点 乳香：活血定痛，消肿生肌。
醋乳香：理气散瘀止痛。
用量：3~6g。
禁忌：孕妇及胃弱者慎用。《本经逢原》载：胃弱勿用。

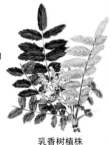

乳香树植株

乳香商品药材

鉴别要点
　　● **药材** 长卵形滴乳状、类圆形颗粒或黏合成大小不等的不规则块状物。黄白色，半透明，被有黄白色粉末，久存颜色加深。质脆，遇热软化。破碎面有玻璃样或蜡样光泽。特异香气，味微苦。嚼之有砂粒感，随即软化成胶块而粘牙，唾液呈乳白色，微有香辣感。● **醋乳香** 小圆珠或圆粒状，表面淡黄色，显油亮；质坚脆，有醋香气。以呈颗粒状、半透明、色黄白、质硬而脆、断面有玻璃样光泽、气芳香者为佳。

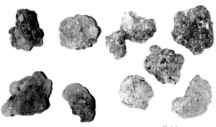
醋乳香　　　　药材

239. 没药 Myrrha

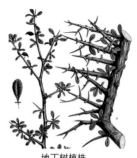

地丁树植株

药材基原 为橄榄科植物地丁树 *Commiphora myrrha* Engl. 或哈地丁树 *Commiphora molmol* Engl. 的干燥油胶树脂。分为天然没药和胶质没药。主产于索马里、埃塞俄比亚等地。

药用品名 没药、醋没药。

药用要点 没药：散瘀定痛，消肿生肌。

醋没药：活血止痛，收敛生肌。

用量：3~6g。

禁忌：孕妇及胃弱、虚证无瘀者慎用。《本草经疏》载：凡骨节痛与夫胸腹胁肋痛，非瘀血停留而因于血虚者不宜用。

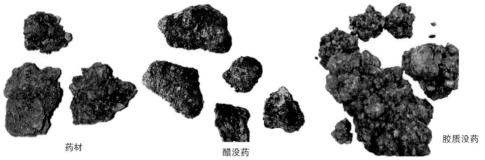

药材　　　　　　　　　　　醋没药　　　　　　　　　　　胶质没药

鉴别要点

● **药材　天然没药**：不规则颗粒性团块，大小不等。黄棕色或红棕色，近半透明部分呈棕黑色，被有黄色粉尘。质坚脆，破碎面不整齐，无光泽。特异香气，味苦而微辛。**胶质没药**：不规则块状和颗粒，多黏结成大小不等的团块。棕黄色至棕褐色，不透明，质坚实或疏松。有特异香气，味苦而有黏性。以黄棕色、破碎面微透明、显油润、香气浓、味苦者为佳。● **醋没药** 不规则小块状或类圆形颗粒状。棕褐色或黑褐色，有光泽。特异香气，略有醋香气，味苦而微辛。

---

240. 阿魏 Resina Ferulae

药材基原 为伞形科植物新疆阿魏 *Ferula sinkiangensis* K.M.Shen 或阜康阿魏 *Ferula fukangensis* K.M.Shen 的油胶树脂。主产于新疆。国外见于伊朗、阿富汗、印度等地。

药用品名 阿魏。

药用要点 阿魏：消积，化癥，散痞，杀虫。

用量：1~1.5g。

禁忌：脾胃虚弱及孕妇禁服。《本草经疏》载：凡脾胃虚弱之人，虽有痞块坚积，不可轻用。

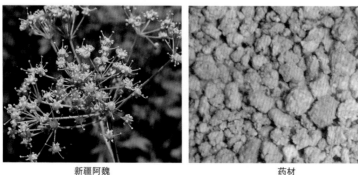

新疆阿魏　　　　　　　　　　　　药材

鉴别要点

药材 不规则的块状和脂膏状。蜡黄色至棕黄色。块状者体轻，似蜡，稍有孔隙；新鲜切面颜色较浅，放置后色渐深。脂膏状者黏稠，灰白色。有强烈而持久的蒜样特异臭气，味辛辣，嚼之有灼烧感。以块状、蒜气强烈、断面乳白或稍带微红色者为佳。

241. 安息香 Benzoinum

药材基原 为安息香科植物白花树 *Styrax tonkinensis* (Pierre) Craib ex Hart. 的香树脂。
主产于印度尼西亚、泰国等地。
药用品名 安息香。
药用要点 安息香：开窍醒神，行气活血，止痛。
用量：0.6~1.5g。
禁忌：阴虚火旺者慎服。

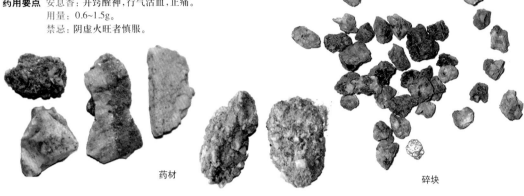

药材

碎块

鉴别要点

药材 不规则的小块，稍扁平，常黏结成团块。自然出脂橙黄色，蜡样光泽，或为不规则的圆柱状、扁平块状。人工割脂灰白色至淡黄白色，质脆，易碎，平坦，白色，放置后逐渐变为淡黄棕色至红棕色。加热则软化熔融。气芳香，味微辛，嚼之有砂粒感。以油性大、外色红棕、断面夹有黄白色泪滴状物多、香气浓者为佳。

---

242. 血竭 Sanguis Draconis

药材基原 为棕榈科植物麒麟竭 *Daemonorops draco* Bl. 果实渗出的树脂经加工制成。主产于印度尼西亚、印度等地。
药用品名 血竭。
药用要点 血竭：活血定痛，化瘀止血，生肌敛疮。
用量：1~1.5g。
禁忌：凡无瘀血者慎服。

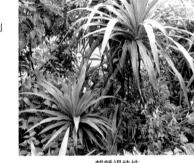

麒麟竭植株

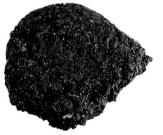

原装血竭

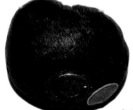

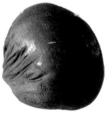

加工血竭

鉴别要点

药材 由颗粒状树脂而黏结成的团块（原装血竭）或呈类圆四方形、方砖形（加工血竭）。暗红色，有光泽，附有因摩擦而成的红粉。硬而脆，破碎面红色，研粉为砖红色。以外色黑似铁、研粉红似血、火燃呛鼻、有苯甲酸样气者为佳。

119

243. 琥珀 Succinum

药材基原 为古代松科松属多种植物的树脂埋藏地下经年久转化而成的化石样物质。产于煤层中的习称"煤珀"，其他出处的称"琥珀"。主产于云南、广西、贵州、河南、辽宁等地。

药用品名 琥珀。

药用要点 琥珀：镇惊安神，散瘀止血，利水通淋，去翳明目。

用量：1~3g。

禁忌：阴虚内热及无瘀滞者忌服。《本草经疏》载：凡阴虚内热，火炎水涸，小便因少而不利者，勿服琥珀以强利之，利之则愈损其阴。

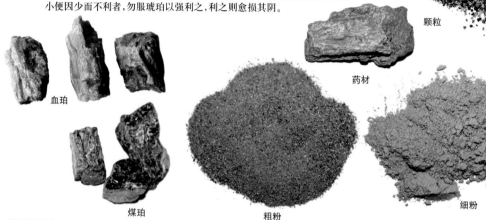

颗粒

药材

血珀

煤珀

粗粉

细粉

鉴别要点

药材 琥珀：不规则块状、钟乳状、粗颗粒状。表面光滑或凹凸不平，血红色、淡黄色至淡棕色或深棕色，常相间排列；条痕白色。透明至半透明，有树脂样光泽。体轻，质硬而脆，断面平滑，有玻璃样光泽。摩擦带电，能吸引灯心草或薄纸片，手捻有涩感。稍有松脂气，嚼之易碎，无沙粒感。**煤珀**：淡黄色、淡棕色或黑褐色，有光泽。质坚硬，不易碎。断面有玻璃样光泽。有煤油气，嚼之坚硬，无砂粒感。琥珀以块整齐、色红、质脆、断面光亮者为佳；煤珀以色黄棕、断面有玻璃光泽者为佳。

---

244. 青黛 Indigo Naturalis

药材基原 为爵床科植物马蓝 *Baphicacanthus cusia* (Nees) Bremek.、蓼科植物蓼蓝 *Polygonum tinctorium* Ait. 或十字花科植物菘蓝 *Isatis indigotica* Fort. 的叶或茎叶经加工制得的干燥粉末、团块或颗粒。主产于福建等地。

药用品名 青黛。

药用要点 青黛：清热解毒，凉血消斑，泻火定惊。

用量：1~3g。

禁忌：虚寒及阴虚内热者慎服。

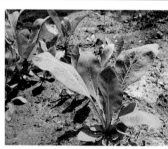

菘蓝植株

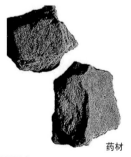

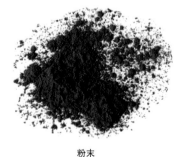

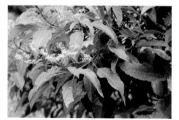

药材

粉末

马蓝植株

鉴别要点

药材 粉末状或不规则多孔性的团块、颗粒。深蓝色，体轻，易飞扬，手搓捻团块、颗粒即成细末。微有草腥气。以蓝色均匀，体轻能浮于水面，火烧产生紫红色烟雾时间较长者为佳。

245. 冰片 Borneolum

药材基原 为樟科植物樟 *Cinnamomum camphora* (L.) Presl 的新鲜枝、叶经提取加工制成，称为"天然冰片"。主产于江西、福建、广西等地。

药用品名 冰片。

药用要点 冰片：开窍醒神，清热止痛。

用量：0.3~0.9g。

禁忌：气血虚者及孕妇慎服。

附注 合成龙脑：以松节油、樟脑等化学原料，经化学反应合成的制成品，称为"机制冰片""人工合成冰片"。为无色透明或白色半透明的片状松脆结晶；气清香，味辛、凉；有挥发性，点燃发生浓烟，并有带光的火焰。

艾片：为菊科植物艾纳香 *Blumea balsamifera* (L.) Dc. 的新鲜叶经提取加工制成的结晶。主产于贵州、广西、云南等地。为白色半透明片状、块状或颗粒状结晶，质稍硬而脆，手捻不易碎；有清香气，味辛、凉，有挥发性，点燃时有黑烟，火焰呈黄色，无残迹遗留。

龙脑冰片：为龙脑香科植物，龙脑香树分泌的树脂。

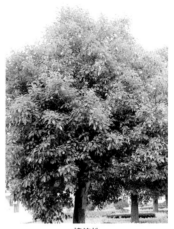

樟植株

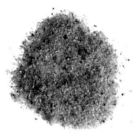

龙脑冰片

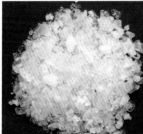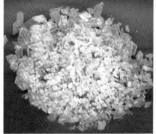

合成龙脑

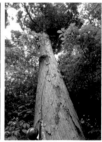

龙脑香树植株

鉴别要点

药材 结晶性粉末或片状结晶。白色，质脆，有挥发性，点燃时有浓烟，火焰呈黄色。气清香，味辛、凉。以片大、菲薄、色洁白、表面无光泽，有裂纹、质松脆、气清香、凉气大者为佳。

---

246. 五倍子 Galla Chinensis

药材基原 为漆树科植物盐肤木 *Rhus chinensis* Mill.、青麸杨 *Rhus potaniniii* Maxim. 或红麸杨 *Rhus punjabensis* Stew.var.*sinca* (Diels) Rehd.et Wils. 叶上的虫瘿，主要由五倍子蚜 *Melaphis chinensis* (Bell) Baker 寄生而形成。分为"肚倍"和"角倍"。主产于四川、贵州、云南、陕西等地。

药用品名 五倍子。

药用要点 五倍子：敛肺降火，止咳止汗，涩肠止泻，固精止遗，收敛止血，收湿疮。

用量：3~6g。

禁忌：湿热泻痢者忌用。

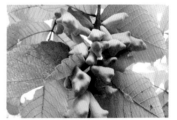

角倍生态

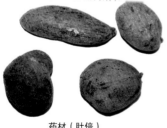

药材（肚倍）

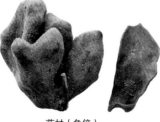

药材（角倍）

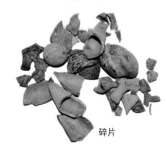

碎片

鉴别要点

药材 肚倍呈长圆形或纺锤形囊状；角倍呈菱形，有不规则的钝角状分枝，柔毛较明显，壁较薄。药材表面灰褐色或灰棕色，微有柔毛。质硬面脆，断面角质样，有光泽，内壁平滑，有黑褐色死蚜虫及灰色粉状排泄物。气特异，味涩。以个大、完整、灰褐色、壁厚者为佳。

247. 海金沙 Spora Lygodii

药材基原 为海金沙科植物海金沙 *Lygodium japonicum* (Thunb.) Sw. 的干燥成熟孢子。主产于广东、浙江、江苏、湖北、湖南等地。

药用品名 海金沙。

药用要点 海金沙：利尿通淋，止痛。

　　　　　用量：6~15g。

　　　　　禁忌：肾阴亏虚者慎服。

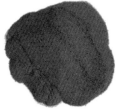

药材

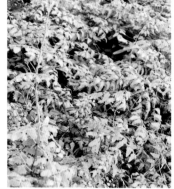

海金沙植株

鉴别要点

　　药材 粉末状，棕黄色或浅棕黄色。体轻，手捻有光滑感，置手中易由指缝滑落。以质轻、色黄、有光滑感者为佳。

---

248. 儿茶 Catechu

药材基原 为豆科植物儿茶 *Acacia catechu* (L.f.) Willd. 去皮枝、干的干燥煎膏。商品习称"儿茶膏"或"黑儿茶"。主产于云南西双版纳。

药用品名 儿茶。

药用要点 儿茶：活血疗伤，止血生肌，收湿敛疮，清肺化痰。

　　　　　用量：1~3g。

　　　　　禁忌：寒湿之证禁服。

附注 **方儿茶**：茜草科植物儿茶钩藤枝叶的干燥煎膏。

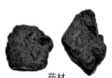

药材

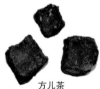

方儿茶

碎块

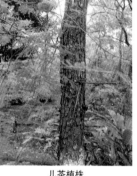

儿茶植株

鉴别要点

　　药材 方形或不规则块状，大小不一。棕褐色或黑褐色，光滑而稍有光泽。质硬，易碎，断面不整齐，有光泽，有细孔，遇潮有黏性。味涩、苦，略回甜。以黑色略带棕、不糊不碎、尝之收涩性强者为佳。

---

249. 芦荟 Aloe

药材基原 为百合科植物库拉索芦荟 *Aloe barbadensis* Miller 栽培品叶的汁液浓缩干燥物。习称"老芦荟"。原产于南美洲，我国多地有栽培。

药用品名 芦荟。

药用要点 芦荟：泻下通便，清肝，杀虫。

　　　　　用量：1~3g。

　　　　　禁忌：脾胃虚弱，食少便溏及孕妇忌用。

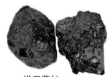

进口药材

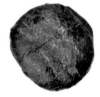

国产药材

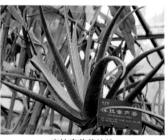

库拉索芦荟植株

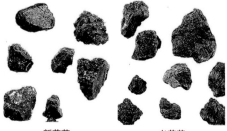

新芦荟　　　　　老芦荟

鉴别要点

　　药材 呈不规则块状，常破裂为多角形。暗红褐色或深褐色，无光泽。体轻，质硬，不易破碎，断面粗糙或显麻纹。富吸湿性。有特殊臭气，味极苦。以色黑绿或棕黑、质脆、有光泽、气味浓者为佳。

二、动物类药材及饮片

250. **珍珠** Margaritifera

药材基原 为珍珠贝科动物马氏珍珠贝 *Pteria martensii* (Dunker) 或蚌科动物三角帆蚌 *Hyriopsis cumingii* (Lea)、褶纹冠蚌 *Cristaria plicata* (Leach) 外套膜受刺激而形成的珍珠。马氏珍珠贝所产的珍珠称海珠,天然和人工培养均有;主产于广东、广西、台湾。蚌类所产的珍珠称淡水珠,多为人工培养,主产于安徽、浙江、江苏等地。

药用品名 珍珠、珍珠粉。

药用要点 珍珠(粉):安神定惊,明目消翳,解毒生肌,润肤祛斑。

用量:0.1~0.3g

禁忌:《本草经疏》载:病不由火热者勿用。

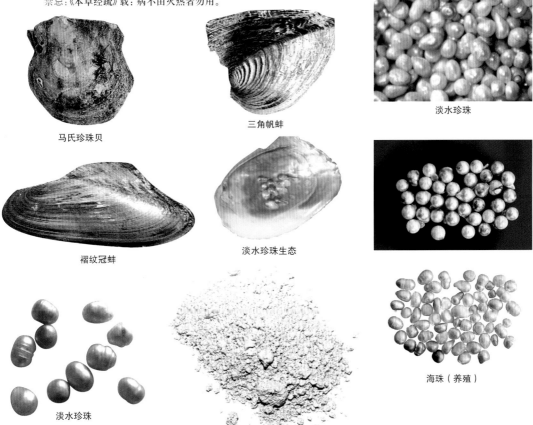

淡水珍珠

马氏珍珠贝

三角帆蚌

褶纹冠蚌

淡水珍珠生态

淡水珍珠

珍珠粉

海珠(养殖)

鉴别要点

● **药材** 呈类球形、长圆形、卵圆形或棒形。表面类白色、浅粉红色、浅黄绿色或浅蓝色,半透明,光滑或微有凹凸,有特有的彩色光泽。质坚硬,破碎面显层纹。以纯净、质坚、有彩光者为佳。● **珍珠粉** 白色粉末,无光点,质重。

251. 珍珠母 Concha Margaritifera

药材基原 为蚌科动物三角帆蚌 *Hyriopsis cumingii* (Lea)、褶纹冠蚌 *Cristaria plicata* (Leach) 或珍珠贝科动物马氏珍珠贝 *Pnteria martesii* (Dunker) 的贝壳。

药用品名 珍珠母、煅珍珠母。

药用要点 煅珍珠母：平肝潜阳，清肝明目，镇静安神。
用量：6~15g。
禁忌：脾胃虚寒者、孕妇慎用。

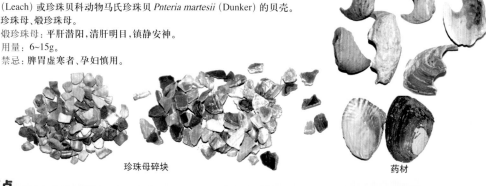

珍珠母碎块　　　　　　　药材

鉴别要点

● **药材** 三角帆蚌贝壳略呈不等边四角形；褶纹冠蚌贝壳呈不等边三角形；马氏珍珠贝贝壳呈斜四方形，后耳大，前耳小，背缘平直，腹缘圆，生长线极细密，成片状。贝壳内表面有珠光。以片大、色白、酥松而不碎者为佳。● **煅珍珠母** 粉末状。青灰色，珠光少见或消失。质轻。

---

252. 石决明 Concha Haliotidis

药材基原 为鲍科动物杂色鲍 *Haliotis diversicolor* Reeve、皱纹盘鲍 *Haliotis discus* hannai Ino、羊鲍 *Haliotis ovina* Gmelin、澳洲鲍 *Haliotis ruber* (Leach)、耳鲍 *Haliotis asinina* Linnaeus 或白鲍 *Haliotis laevigata* （Donovan）的贝壳。杂色鲍主产于福建以南沿海。皱纹盘鲍主产于辽宁、山东、江苏等沿海。羊鲍、耳鲍主产于台湾、海南。澳洲鲍、白鲍主产大洋洲。

药用品名 石决明、煅石决明。

药用要点 石决明：平肝潜阳，清肝明目。
煅石决明：固涩收敛，明目。
用量：6~12g。
禁忌：脾胃虚寒，食少便溏者慎用。

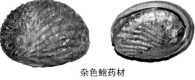
杂色鲍药材

皱纹盘鲍药材（大连）

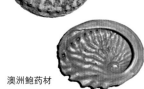

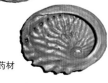
澳洲鲍药材

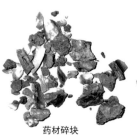
药材碎块

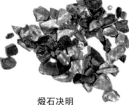
煅石决明

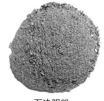
石决明粉

鉴别要点

● **药材 杂色鲍贝壳**：长卵圆形，内面观略呈耳形。表面暗红色，有多数不规则的螺肋和细密生长线，螺旋部小，体螺部大，从螺旋部顶处开始向右排列有20余个疣状突起，末端6~9个开孔，孔口与壳面平。内面光滑，有珍珠样彩色光泽。**皱纹盘鲍贝壳**：长椭圆形。表面灰棕色，有多数粗糙而不规则的皱纹，生长线明显，常有苔藓类或石灰虫等附着物，末端4~5个开孔，孔口突出壳面，壳较薄。**羊鲍贝壳**：近圆形。壳顶位于近中部而高于壳面，螺旋部与体螺部各占1/2，从螺旋部边缘有两行整齐的突起，尤以上部较为明显，末端4~5个开孔，呈管状。**澳洲鲍贝壳**：呈扁平卵圆形。表面砖红色，螺旋部约为壳面的1/2，螺肋和生长线呈波状隆起，疣状突起30余个，末端7~9个开孔，孔口突出壳面。**耳鲍贝壳**：狭长，略扭曲，呈耳状。表面光滑，有翠绿色、紫色及褐色等多种颜色形成的斑纹，螺旋部小，体螺部大，末端5~7个开孔，孔口与壳平。**白鲍贝壳**：呈卵圆形。表面砖红色，光滑，壳顶高于壳面，生长线颇为明显，螺旋部约为壳面的1/3，疣状突起30余个，末端9个开孔，孔口与壳平。以个大、壳厚、外表洁净、内表面有彩色光泽者为佳。● **煅石决明** 碎块状或粉末状。灰白色或青灰色，无光泽。质松。

253. 牡蛎 Concha Ostreae

药材基原 为牡蛎科动物长牡蛎 *Ostrea gigas* Thunberg.、大连湾牡蛎 *Ostrea talienwhanensis* Crosse 或近江牡蛎 *Ostrea rivularis* Gould 的贝壳。主产于山东、辽宁、广东、海南沿海。

药用品名 牡蛎、煅牡蛎。

药用要点 牡蛎：重镇安神、平肝潜阳、软坚散结。

煅牡蛎：收敛固涩、制酸止痛。

用量：9~30g。

禁忌：恶麻黄、吴茱萸、辛夷。凡病虚而有寒者忌用。肾虚无火、精寒自出者非宜。

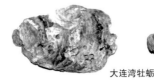
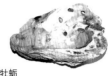
大连湾牡蛎

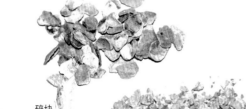
碎块

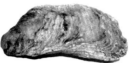
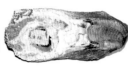
长牡蛎

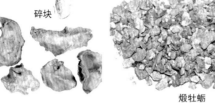
煅牡蛎

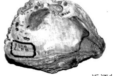
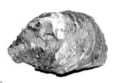
近江牡蛎

鉴别要点

● **药材 长牡蛎贝壳**：长片状，背腹缘几平行。鳞片层状或层纹状排列。壳外面平坦或有数个凹陷，淡紫色、灰白色或黄褐色；内面瓷白色。断面层状，洁白。味微咸。**大连湾牡蛎贝壳**：类三角形，背腹缘呈八字形。外面淡黄色，有疏松的同心鳞片，鳞片起伏成波浪状。**近江牡蛎贝壳**：圆形、卵圆形或三角形。鳞片层层相叠，内面白色。均以个大、整齐、质坚、内面光洁、色白者为佳。● **煅牡蛎** 碎块或粉末状。灰白色或青灰色。质松。

---

254. 海螵蛸 Os Sepiae

药材基原 为乌鲗科动物无针乌贼 *Sepiella maindroni* de Rochebrune 或金乌贼 *Sepia esculenta* Hoyle 的干燥内壳。无针乌贼产于浙江、江苏和广东等地。金乌贼主产于辽宁、山东等地。

药用品名 海螵蛸。

药用要点 海螵蛸：固精止带、收敛止血、制酸止痛、收湿敛疮。

用量：3~9g。

禁忌：《本草经集注》载：恶白芨、白及。《蜀本草》载：恶附子。《本草经疏》载：血病多热者勿用。

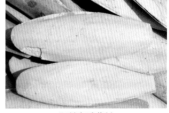
无针乌贼药材

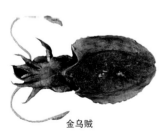
金乌贼

金乌贼药材

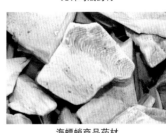
海螵蛸商品药材

动物类药材及饮片

鉴别要点

药材 无针乌贼内壳：扁长椭圆形，中间厚，边缘薄。背面有磁白色脊状隆起，两侧略显微红色，有不甚明显的细小疣点；腹面白色，自尾端到中部有细密波状横层纹；角质缘半透明，尾部较宽平，无骨针。体轻，断面粉质，显疏松层纹。气微腥，味微咸。**金乌贼内壳**：背面疣点明显，有骨针。均以色白、洁净者为佳。

255. 地龙 Pheretima

药材基原 为钜蚓科动物参环毛蚓 *Pheretima aspergillum*（E. Perrier）、通俗环毛蚓 *Pheretima vulgaris* Chen、威廉环毛蚓 *Pheretima guillelmi*（Michaelsen）或栉盲环毛蚓 Pheretima pectinifera Michaelsen 的干燥体。前一种主产于广东、广西、福建，习称"广地龙"，后 3 种主产于上海、浙江、江苏，习称"沪地龙"。

药用品名 地龙、酒地龙。

药用要点 地龙：清热息风，通络，平喘，利尿。
用量：3~9g。
禁忌：脾胃虚弱及无实热证者慎用。

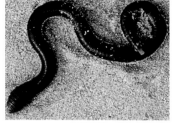
参环毛蚓

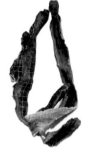
广地龙（海南）

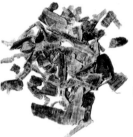
广地龙段

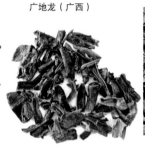
酒地龙

广地龙（广西）

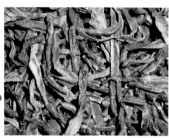
沪地龙

鉴别要点

药材 广地龙：长条状薄片，弯曲，边缘略卷。全体有环节，背部棕褐色至紫灰色，腹部浅黄棕色，白茎明显。体轻，略呈革质，不易折断。气腥，味微咸。**沪地龙**：较小，背部棕褐色至黄褐色。一般以条大、肥厚、不碎者为佳。

---

256. 水蛭 Hirudo

药材基原 为水蛭科动物蚂蟥 *Whitmania pigra* Whitman、水蛭 *Hirudo nipponica* Whitman 或柳叶蚂蟥 *Whitmania acranulata* Whitman 的干燥体。主产于河北、安徽、江苏、福建等地。

药用品名 水蛭、烫水蛭。

药用要点 水蛭：破血通经，通瘀消癥。
烫水蛭：经闭腹痛、跌打损伤。
用量：1~3g。
禁忌：孕妇及月经过多者忌用。

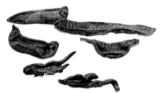
水蛭

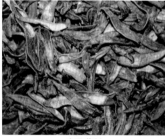
商品药材

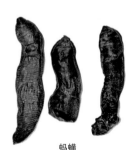
蚂蟥

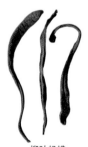
柳叶蚂蟥

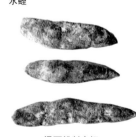
滑石粉制水蛭

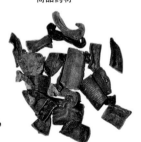
制水蛭（沙烫）

鉴别要点

● **药材 蚂蟥**：呈扁平纺锤形，有多数环节。背部黑褐色或黑棕色，稍隆起，用水浸后，可见黑色斑点排成5条纵纹；腹面平坦，棕黄色。两侧棕黄色，前吸盘不显著，后吸盘较大。断面胶质状。气微腥。**水蛭**：扁长圆柱形，体多弯曲扭转。**柳叶蚂蟥**：狭长而扁。以体小、条整齐、黑褐色者为佳。● **烫水蛭** 不规则扁块状或扁圆柱形，略鼓起，表面棕黄色至黑褐色，附有少量白色滑石粉。断面松泡，灰白色至焦黄色。气微腥。

257. 桑螵蛸 Oötheca Mantidis

药材基原 为螳螂科昆虫大刀螂 *Tenodera sinensis* Saussure、小刀螂 *Statilia maculata* (Thunberg) 或巨斧螳螂 *Hierodula patellifera* (Serville) 的干燥卵鞘。分别习称为"团螵蛸""长螵蛸"及"黑螵蛸"。全国大部分地区均产。

药用品名 桑螵蛸。

药用要点 桑螵蛸:固精缩尿,补肾助阳。

用量:3~9g。

禁忌:阴虚多火,膀胱有热而小便频数者忌用。

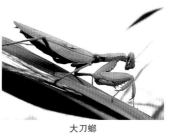

大刀螂

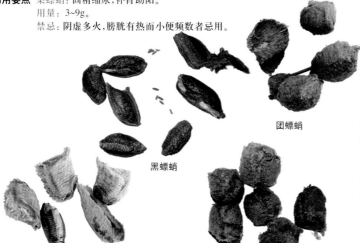

团螵蛸

黑螵蛸

长螵蛸

制桑螵蛸

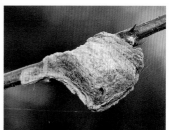

大刀螂卵壳

鉴别要点

药材　团螵蛸:略呈短半圆柱形或半球形,由多数膜状薄层叠成。表面浅黄褐色,上面带状隆起不明显,底面平坦或有凹沟。体轻,质松而韧,横断面外层海绵状,内层有多放射状排列的小室,每室有一椭圆形卵,深棕色,有光泽。**长螵蛸**:略呈长条形,一端较细。表面灰黄色,上面带状隆起明显,带的两侧各有一条暗棕色浅沟和斜向纹理。**黑螵蛸**:略呈平行四边形。表面灰褐色,上面带状隆起明显,两侧有斜向纹理,近尾端微向上翘。以完整、色黄、体轻而带韧性、卵未孵出者为佳。

---

258. 蜈蚣 Scolopendra

药材基原 为蜈蚣科动物少棘巨蜈蚣 *Scolopendra subspinipes mutilans* L. Koch 的干燥体。主产于浙江、湖北、江苏、安徽等地。

药用品名 蜈蚣。

药用要点 蜈蚣:息风镇痉,攻毒散结,通络止痛。

用量:3~6g。

禁忌:用量不宜过大。孕妇忌用。

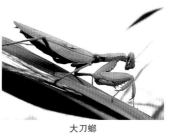

少棘巨蜈蚣

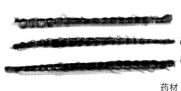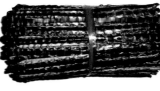

药材

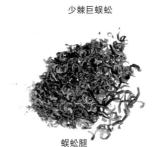

蜈蚣腿

鉴别要点

药材 呈扁平长条形,全体共22个环节。头部暗红色或红褐色,略有光泽,有头板覆盖,头板近圆形,前端稍突出,两侧贴有颚肢1对,前端两侧有触角1对。躯干部第1背板与头板同色,其余20个背板为棕绿色或墨绿色,有光泽,自第4背板至第20背板上常有两条纵沟线;腹部淡黄色或棕黄色,皱缩;自第2节起,每节两侧有步足1对;步足黄色或红褐色,偶有黄白色,呈弯钩形,最末1对步足尾状,易脱落。气微腥,有特殊刺鼻的臭气,味辛、微咸。以条大、完整、腹干瘪者为佳。

259. 全蝎 Scorpio

药材基原 为钳蝎科动物东亚钳蝎 *Buthus martensii* Karsch 的干燥体。主产于河南、山东等地。

药用品名 全蝎。

药用要点 全蝎：息风镇痉，攻毒散结，通络止痛。

　　　　用量：3~6g。

　　　　禁忌：用量不宜过大。孕妇慎用。

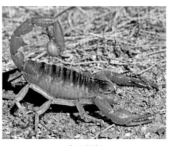

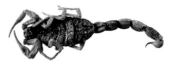

东亚钳蝎

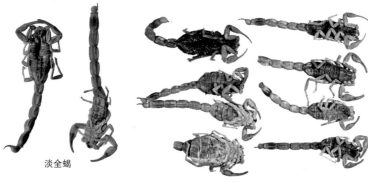

淡全蝎　　　　　　　　　　药材　　　　　　　　咸全蝎

鉴别要点

　　药材 头胸部与前腹部呈扁平长椭圆形，后腹部呈尾状。头胸部成绿褐色，前面有1对短小的螯肢及1对较长、大的钳状脚须，形似蟹螯，背面覆有梯形背甲，腹面有足4对，均为7节，末端各有2爪钩；前腹部由7节组成，第7节色深，背甲上有5条隆脊线。背面绿褐色；后腹部棕黄色，6节，节上均有纵沟，末节有锐钩状毒刺，毒刺下方无距。气微腥，味咸。以身干、完整、色绿褐者为佳。

---

260. 斑蝥 Mylabris

药材基原 为芫青科昆虫南方大斑蝥 *Mylabris phalerata* Pallas 或黄黑小斑蝥 *Mylabris cichorii* Linnaeus 的干燥体。主产于河南、广西、安徽、云南。

药用品名 生斑蝥、米斑蝥。

药用要点 生斑蝥：破血逐瘀，散结消癥，攻毒蚀疮。

　　　　米斑蝥：通经、破癥散结。

　　　　用量：0.03~0.06g。

　　　　禁忌：有大毒，内服宜慎，应严格掌握剂量，体弱忌用，孕妇禁用。外用对皮肤、黏膜有很强的刺激作用，能引起皮肤发红、灼热、起泡，甚至腐烂，故不宜久敷和大面积使用。

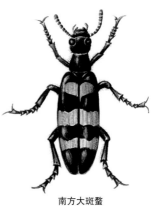

南方大斑蝥

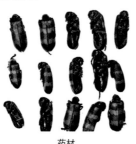

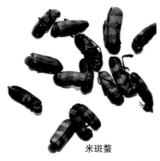

药材　　　　　　　　　　　　米斑蝥

鉴别要点

● **药材** **南方大斑蝥**：长圆形，头及口器向下垂，复眼及触角各1对，触角多已脱落。背部有革质鞘翅1对，黑色，有3条黄色或棕黄色的横纹；鞘翅下面有棕褐色薄膜状透明的内翅2片。胸腹部乌黑色，胸部有足3对。有特殊的臭气。**黄黑小斑蝥**：较小。以个大、完整、颜色鲜明为佳。

● **米斑蝥** 无头、翅、足的干燥躯体，微挂火色，显油性光泽，微有臭味。

261. 土鳖虫 Eupolyphaga seu Steleophaga

药材基原 为鳖蠊科昆虫地鳖 *Eupolyphaga sinensis* Walker 或冀地鳖 *Steleophaga plancyi* (Boleny) 的雌虫干燥体。主产于江苏、安徽、河南、湖北、湖南、四川、河北、山东、浙江等地。

药用品名 土鳖虫。

药用要点 土鳖虫：破血逐瘀，续筋接骨。

用量：3~9g。

禁忌：年老体弱及月经期者慎服，孕妇禁服。

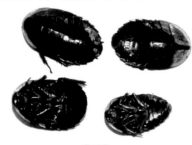
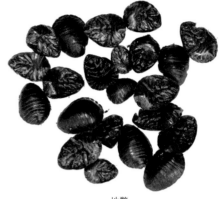

冀地鳖　　　　　　　　　地鳖

鉴别要点

药材 地鳖：扁平卵形。背部紫褐色，有光泽，无翅，前胸背板较发达，盖住头部，腹背板9节，呈覆瓦状排列，腹面红棕色；头部较小；胸部有足3对，有细毛和刺；腹部有横环节。气腥臭，味微咸。**冀地鳖**：长椭圆形。背部黑棕色，通常在边缘带有淡黄褐色斑块及黑色小点。以虫体完整、大小均匀、体肥、色紫褐者为佳。

---

262. 僵蚕 Bombyx Batryticatus

药材基原 为蚕蛾科昆虫家蚕 *Bombyx mori* Linnaeus 4~5 龄的幼虫感染（或人工接种）白僵菌 *Beauveria bassiana* (Bals.) Vuillant 而致死的干燥体。主产于江苏、浙江、四川、广西等地。

药用品名 僵蚕、炒僵蚕。

药用要点 僵蚕：息风止痉，祛风止痛，化痰散结。

炒僵蚕：化痰散结。

用量：3~6g。

禁忌：血小板减少，凝血机制障碍及出血倾向者慎用。肝昏迷患者慎用。

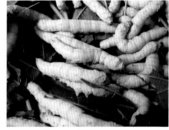

家蚕

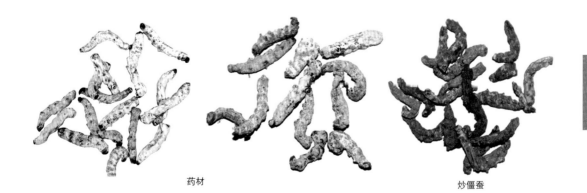

药材　　　　　　　　　　　　　炒僵蚕

鉴别要点

● **药材** 圆柱形，多弯曲皱缩。表面灰黄色，被有白色粉霜。头部较圆，足8对，体节明显。断面平坦，外层白色，中间有亮棕色或亮黑色的环4个。微腥、咸。以条粗、质硬、色白、断面光亮者为佳，表面无白粉霜、中空者不可入药。● **炒僵蚕** 表面黄色，腥气减弱。

263. 蝉蜕 Periostracum Cicadae

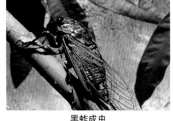

黑蚱成虫

药材基原 为蝉科昆虫黑蚱 *Cryptotympana pustulata* Fabricius 的若虫羽化时脱落的皮壳。主产于山东、河北、河南、江苏等地。
药用品名 蝉蜕。
药用要点 蝉蜕：散风除热，利咽，透疹，退翳，解痉。
  　　　　　用量：3~6g。
  　　　　　禁忌：孕妇慎用。

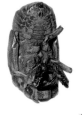
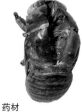

药材

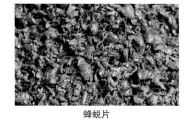

蝉蜕片

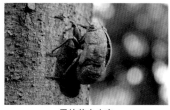

黑蚱若虫皮壳

鉴别要点

　　药材 椭圆形而弯曲，全形似蝉。黄棕色，半透明，有光泽。头部有复眼突出，额部先端突出，口吻发达，上唇宽短，下唇伸长成管状；胸部背面呈十字形裂开，裂口向内卷曲，脊背两旁有小翅2对，腹面有足3对，被黄棕色细毛；腹部钝圆，共9节。体轻，中空。以体轻、完整、色亮黄者为佳。

---

264. 蜂蜜 Mel

药材基原 为蜜蜂科昆虫中华蜜蜂 *Apis cerana* Fabricius 或意大利蜂 *Apis mellifera* Linnaeus 所酿的蜜。我国大部分地区均产。
药用品名 蜂蜜。
药用要点 蜂蜜：补中，润燥，止痛，解毒；外用生肌敛疮。
  　　　　　用量：15~30g。
  　　　　　禁忌：湿阻中满者不宜服。

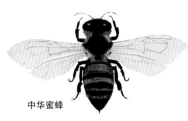

中华蜜蜂

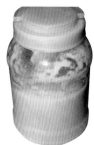

蜂蜜

鉴别要点

　　药材 浓稠的液体，白色至黄褐色，放久或遇冷渐有白色颗粒状结晶析出。气芳香，味极甜。以水分小、有油性、稠如凝脂、用木棒挑起时蜜丝不断并流成折叠状、味甜而纯正、有蜜香者为佳。

---

265. 蟾酥 Venenum Bufonis

药材基原 为蟾蜍科动物中华大蟾蜍 *Bufo bufo gargrizans* Cantor 或黑眶蟾蜍 *Bufo melanostictus* Schneider 的皮肤腺和耳后腺干燥分泌物。主产于河北、山东、江苏、浙江等地。
药用品名 蟾酥。
药用要点 蟾酥：解毒，止痛，开窍醒神。
  　　　　　用量：0.015~0.03g。
  　　　　　禁忌：慎内服，勿过量。外用不可入目。
  　　　　　孕妇忌用。

团蟾蜍

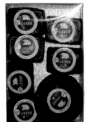
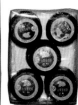

蟾蜍商品药材

鉴别要点

　　● **药材** 扁圆形团块状或片状，棕褐色。团块状者质坚，不易折断，断面棕褐色，角质状；片状者质脆，易碎，断面红棕色，半透明。气微腥，味初甜而后有持久的麻辣感，粉末嗅之作嚏。以红色或紫黑色、半透明、断面光亮如胶（角质状）、有光泽者为佳。● **蟾酥粉** 棕褐色粉末。

266. 蛤蚧 Gecko

药材基原 为壁虎科动物蛤蚧 *Gekko gecko* Linnaeus 的干燥体。主产于广西等地。
药用品名 蛤蚧、酒蛤蚧。
药用要点 蛤蚧：补肺益肾，纳气定喘，助阳益精。

酒蛤蚧：补肾壮阳。

用量：3~6g。

禁忌：风寒或实热喘咳忌服。

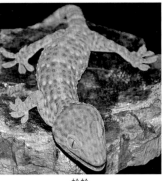

蛤蚧

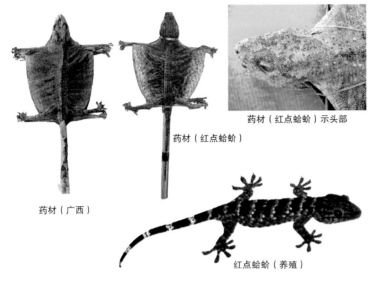

药材（红点蛤蚧）示头部

药材（红点蛤蚧）

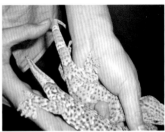

药材（广西）

红点蛤蚧（养殖）

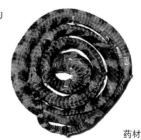

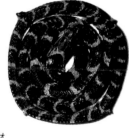

红点蛤蚧再生尾比较

鉴别要点

● **药材** 呈扁平状。头略呈扁三角状，两眼多凹陷成窟窿，口内有细齿，生于颚的边缘，无异型大齿。吻部半圆形，吻鳞不切鼻孔。背部呈灰黑色或银灰色，有黄白色或灰绿色斑点散在或密集成不显著的斑纹，脊椎骨及两侧肋骨突起。四足均为5趾；足趾底有吸盘。尾细而坚实，与背部颜色相同，有6~7个明显的银灰色环带。气腥，味微咸。以体大，尾粗而长者为佳。● **酒蛤蚧** 不规则的片状小块，表面灰黑色或银灰色，有棕黄色的斑点及鳞甲脱落的痕迹。切面黄白色或灰黄色。脊背骨及肋骨突起清晰。微有酒香气，味微咸。

---

267. 金钱白花蛇 Bungarus Parvus

药材基原 为眼镜蛇科动物银环蛇 *Bungarus multicinctus* Blyth 的幼蛇干燥体。主产于广东、广西等地。
药用品名 金钱白花蛇。
药用要点 金钱白花蛇：祛风，通络，止痉。

用量：1~3g。研粉吞服 1~1.5g。

禁忌：阴虚内热者忌服。

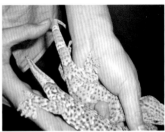

药材

动物类药材及饮片

鉴别要点

药材 圆盘状，蛇体直径约2~4mm。头盘在中间，尾细，常纳于口内。背部黑色或灰黑色，有白色环纹45~58个，黑白相间，白环纹在背部宽1~2行鳞片，向腹面渐增宽，黑环纹宽3~5行鳞片，背正中明显突起1条脊棱，脊鳞扩大呈六角形，背鳞细密，通身15行，尾下鳞单行。气微腥，味微咸。以身干、花纹明亮、鳞片有光泽、头尾俱全、肉黄白色、小条者为佳。

131

268. 蕲蛇 Agkistrodon

药材基原 为蝰科动物五步蛇 *Agkistrodon acutus* (Güenther) 除去内脏的干燥体。主产于浙江、广西、江西、广东等地。
药用品名 蕲蛇、蕲蛇肉、酒蕲蛇。
药用要点 蕲蛇：祛风，通络，止痉。
用量：3~9g。
禁忌：阴虚内热者忌服。

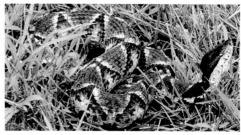
五步蛇

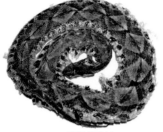
蕲蛇鲞药材

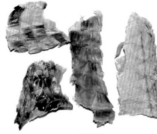
酒蕲蛇

鉴别要点

● **药材** 呈圆盘状。头呈三角形而扁平，吻端向上，习称"翘鼻头"。背部两侧各有黑褐色与浅棕色组成的"V"形斑纹，其"V"形的两上端在背中线上相接，习称"方胜纹"，有的左右不相接，呈交错排列。腹部灰白色，鳞片较大，有黑色类圆形的斑点，习称"连珠斑"；尾部骤细，末端有三角形深灰色的角质鳞片1枚。气腥，味微咸。以头尾齐全、条大、花纹明显、内壁洁净者为佳。
● **酒蕲蛇** 呈小段状，黄白色、棕褐色或黑色，质较柔软，略有酒气。

---

269 乌梢蛇 Zaocys

药材基原 为游蛇科动物乌梢蛇 *Zaocys dhumnades* (Cantor) 的干燥体。主产于浙江、江苏、安徽、江西、福建等地。
药用品名 乌梢蛇、乌梢蛇肉、酒乌梢蛇。
药用要点 乌梢蛇：祛风，通络，止痉。
用量：6~12g。
禁忌：血虚生风者慎服。孕妇忌服。

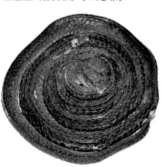
药材

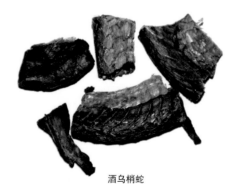
酒乌梢蛇

鉴别要点

● **药材** 呈圆盘状。表面黑褐色或绿黑色，密被菱形鳞片，背鳞行数为偶数，中央2~4行鳞片强烈起棱，形成两条纵贯全体的黑线；头盘在中间，扁圆形；脊部高耸成屋脊状，俗称"剑脊"；腹部剖开，边缘向内卷曲，内面黄白色或淡棕色，可见排列整齐的肋骨；尾部渐细而长。气腥。以头尾齐全、皮黑肉黄、质坚实者为佳。● **酒乌梢蛇** 呈段状，无皮骨，肉厚柔软，黄白色或灰黑色。质韧。气腥，略有酒气。

270. 海马 Hippocampus

药材基原 为海龙科动物线纹海马 *Hippocampus kelloggi* Jordan et Snyder、刺海马 *H. histrix* Kaup、大海马 *H.kuda* Bleeker、三斑海马 *H.trimaculatus* Leach 或小海马 *H. japonicus* Kaup 的干燥体。主产于广东、福建、台湾等地。

药用品名 海马。

药用要点 海马：温肾壮阳，散结消肿。
用量：3~9g。
禁忌：孕妇及阴虚火旺者忌服。

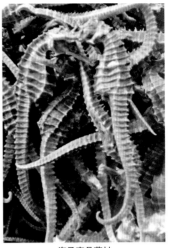

海马商品药材

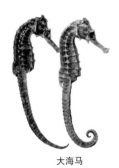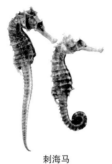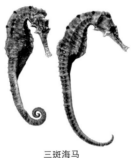

大海马　　　　　　刺海马　　　　　　三斑海马

鉴别要点

药材　线纹海马：扁长形而弯曲。黄白色，头略似马头，有冠状突起，有管状长吻，两眼深陷；躯干部七棱形，尾部四棱形，渐细卷曲，体上有瓦楞形的节纹并有短棘，习称"马头蛇尾瓦楞身"。气微腥，味微咸。**刺海马**：头部及体上环节间均有细而尖的棘。**大海马**：黑褐色。**三斑海马**：侧背部第1、4、7节的短棘基部各有一黑斑。**小海马**：体型小，黑褐色，节纹及短棘均较细小。以体大、坚实、头尾齐全者为佳。

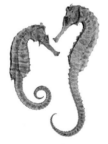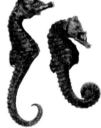

线纹海马　　　　　　短吻小海马

271. 海龙 Syngnathus

药材基原 为海龙科动物刁海龙 *Solenognathus hardwickii* (Gray)、拟海龙 *Syngnathoides biaculeatus* (Bloch) 及尖海龙 *Syngnathus acus* Linnaeus 的干燥体。主产于广东、福建等地。

药用品名 海龙。

药用要点 海龙：温肾壮阳，散结消肿。
用量：3~9g。
禁忌：孕妇及阴虚火旺者忌服。

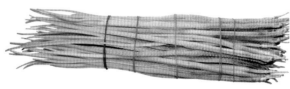

尖海龙

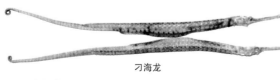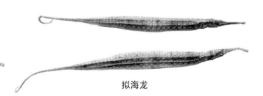

刁海龙　　　　　　　　　　　　拟海龙

鉴别要点

药材　刁海龙：体狭长侧扁。黄白色或灰褐色，头部有管状长吻，两眼圆而深陷，头部与体轴略呈钝角，躯干部五棱形，尾部渐细四棱形，尾端卷曲，背棱两侧各有1列灰黑色斑点状色带；全体被有花纹的骨环及细横纹，各骨环内有突起粒状棘；胸鳍短宽，背鳍较长，有的不明显，无尾鳍；骨质，坚硬。气微腥，味微咸。**拟海龙**：体长平扁，躯干部略呈四棱形，表面灰黄色，头部常与体轴成一直线。**尖海龙**：体细长，呈鞭状，有斜向纹理，呈凸面状，未去皮膜；表面黄褐色，有的腹面可见育儿囊，有尾鳍。均以体长、饱满、头尾齐全者为佳。

272. 哈蟆油 Oviductus Ranae

药材基原 为蛙科动物中国林蛙 *Rana temporaria chensinensis* David 雌蛙的干燥输卵管。主产于吉林等地。
药用品名 哈蟆油。
药用要点 哈蟆油：补肾益精，养阴润肺。
用量：1~3g。
禁忌：外感初起及纳少便溏者慎服。

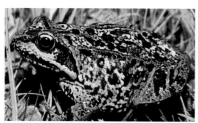

中国林蛙

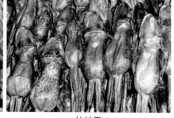

林蛙干

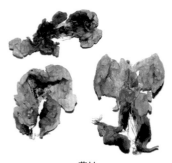

药材

鉴别要点

药材 呈不规则块状，弯曲而重叠。黄白色，呈脂肪样光泽，偶有带灰白色薄膜状干皮，摸之有滑腻感。在温水中浸泡体积可膨胀10~15倍。气腥，味微甜，嚼之有黏滑感。以块大、肥厚、干燥、色白、有光泽、无皮膜者为佳。

---

273. 龟甲 Carapax et Plastrum Testudinis

药材基原 为龟科动物乌龟 *Chinemys reevesii*（Gray）的背甲及腹甲。主产于浙江、江苏、湖北、湖南等地。
药用品名 龟甲、醋龟甲。
药用要点 醋龟甲：滋阴潜阳，益肾强骨，养血补心，固经止崩。
用量：9~24g。先煎。
禁忌：孕妇或胃有寒湿者忌服。《本草经集注》载：恶沙参、蛰蟆。《药对》载：畏狗胆。《本草备要》载：恶人参。
附注 龟甲胶为龟甲熬制的胶块。

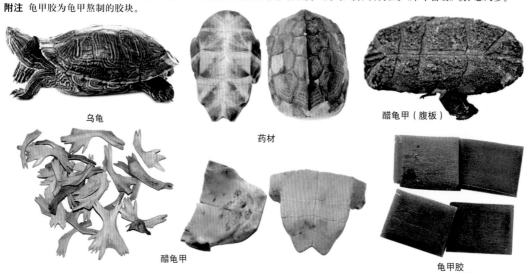

乌龟

药材

醋龟甲（腹板）

醋龟甲

龟甲胶

鉴别要点

● **药材** 甲与腹甲由甲桥相连，背甲稍长于腹甲，与腹甲常分离。背甲呈长椭圆形拱状；腹甲呈板片状，近长方椭圆形。外表面棕褐色或黑褐色，内表面黄白色至灰白色。背甲脊棱3条；颈盾1块，前窄后宽，椎盾5块；腹甲外表面盾片12块，每块有紫褐色放射状纹理；内表面除净血迹或残肉后可见骨板9块，呈锯齿状嵌接；前端钝圆或平截，后端有三角形缺刻，两侧残存呈翼状向斜上方弯曲的甲桥。气微腥，味微咸。以血板块大、完整、洁净者为佳。● **醋龟甲** 外表微黄的不规则小块，微有醋香气。

274. 鳖甲 Carapax Trionycis

药材基原 为鳖科动物鳖 *Trionyx sinensis* Wiegmann 的背甲。主产于湖北、安徽、江苏、河南等地。
药用品名 鳖甲、醋鳖甲。
药用要点 醋甲：滋阴潜阳，退热除蒸，软坚散结。

用量：9~24g。先煎。
禁忌：脾胃阳衰、食减便溏或孕妇慎服。《得配本草》载：冷劳癥瘕人不宜服，血燥者禁用。《本草经集附》载：恶矾石。《药性论》载：恶理石。

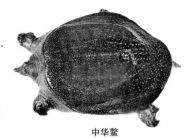

中华鳖

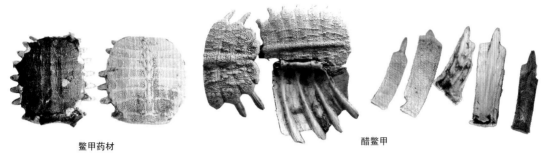

鳖甲药材　　　　　　　　　　　　　　　醋鳖甲

鉴别要点

● **药材** 呈椭圆形或卵圆形，背面隆起。外表面黑褐色或墨绿色，略有光泽，有细网状皱纹及灰黄色或灰白色斑点，中间有1条纵棱，两侧各有左右对称的横凹纹8条；内表面类白色，中部有突起的脊椎骨，颈骨向内卷曲，两侧各有肋骨8条，伸出边缘。气微腥。以个大、甲厚、无残肉者为佳。● **醋龟甲** 不规则小块，淡黄色，微有醋香气。

---

275. 鸡内金 Galli Gigerii Endothelium Corneum

药材基原 为雉科动物家鸡 *Gallus gallus domesticus* Brisson 的干燥沙囊内壁。各地均产。
药用品名 鸡内金、炒鸡内金。
药用要点 炒鸡内金：健胃消食，涩精止遗，通淋化石。

用量：3~9g。
禁忌：过敏体质者慎用。

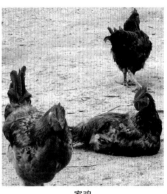

家鸡

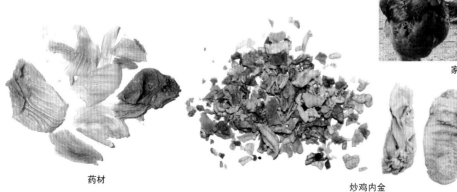

药材　　　　　　　　　　　　炒鸡内金

鉴别要点

● **药材** 不规则皱缩的卷片。黄色、黄绿色或黄褐色，薄而半透明，有条状皱纹。气微腥，味微苦。以个大、色黄、完整少破碎者为佳。● **炒鸡内金** 表面呈焦黄色鼓起，微有醋香气。

276. 穿山甲 Squama Manis

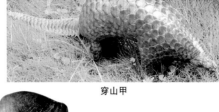

穿山甲

药材基原 为鲮鲤科动物穿山甲 *Manis pentadactyla* Linnaeus 的鳞甲。主产于广西、云南、贵州等地。

药用品名 穿山甲、炮山甲（甲珠）。

药用要点 炮山甲：活血消癥,通经下乳,消肿排脓,搜风通络。
用量：3~6g。
禁忌：气血不足,痈疽已溃者慎服。

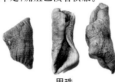

甲珠

药材

鉴别要点

● **药材** 扇形、三角形、菱形或盾形扁平状或半折合状。外表面黑褐色或黄褐色,有光泽,宽端有纵纹及横线纹,窄端光滑;内表面色淡较滑润,中部有一条弓形的横向棱线。气微腥。以片匀、表面光洁、黑褐色或黄褐色、半透明、无腥气、不带皮肉者为佳。

● **炮山甲** 全体膨胀呈卷曲状,黄色。

277. 熊胆 Fel Ursi

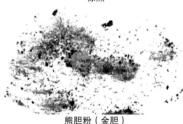

棕熊

药材基原 为熊科动物黑熊 *Selenarctos thibetanus* G. Cuvier 及棕熊 *Ursus arctos* Linnaeus 的干燥胆。主产于东北、云南、贵州等地,云南产品称"云胆";东北产品称"东胆"。

药用品名 熊胆、熊胆粉。

药用要点 熊胆：清热解毒,息风止痉,平肝明目。
用量：0.25~0.5g。
禁忌：脾胃虚寒者忌服,虚寒证当禁用。
《药性论》载：恶防己、地黄。

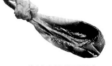

药材（棕熊吊胆）

鉴别要点

● **药材** 呈长扁卵形囊状,上部狭细,下部膨大。表面灰褐色、黑褐色或棕黄色;囊内含有干燥的胆汁,习称"胆仁",呈不规则的块状、颗粒状或硬膏状,色泽深浅不一,有金黄色(习称金胆或铜胆)、黑色或墨绿色(习称铁胆或墨胆)、黄绿色(习称菜花胆)。微有皱褶,囊皮较薄。气清香,味苦回甜,有钻舌感。以个大、胆仁多、色金黄、半透明、质松脆、味苦回甜者为佳。● **熊胆粉** 颗粒或粉末状,棕黄色、绿黄色或深棕色。

<!-- 熊胆粉图 -->

熊胆粉（金胆）

278. 阿胶 Colla Asini Corii

驴

药材基原 为马科动物驴 *Equus asinus* Linnaeus 的干燥皮或鲜皮加辅料制成的固体胶。主产于山东、河北等地。

药用品名 阿胶、阿胶珠。

药用要点 阿胶、阿胶珠：补血滋阴,润燥,止血。
用量：3~15g。
禁忌：脾胃虚弱者慎用。《本草汇言》载：胃弱呕吐有寒痰留饮者当忌之。

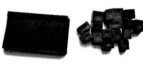

阿胶

鉴别要点

● **阿胶** 整齐的长方形、方形块或丁状。黑褐色,有光泽。味微甜。以色匀、质脆、半透明、断面光亮、无腥气者为佳。● **阿胶珠** 类球形。表面棕黄色或灰白色,附有白色粉末。味微甜。

阿胶珠

279. 马宝 Calculus Equi

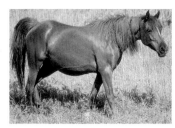

马

药材基原 为马科动物马 Equus caballus (L.) 胃肠中的结石。主产于河北、内蒙古、新疆、云南、贵州及西藏等地。

药用品名 马宝。

药用要点 马宝：镇惊、化痰、清热解毒。

用量：1~2.5g。

禁忌：肝、胆经无热痰者忌用。《饮片新参》载：中寒痰湿者忌用。

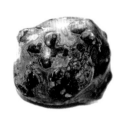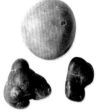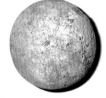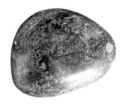

药材

鉴别要点

　　药材 圆球形、卵圆形或扁圆形。表面粉白色、灰白色或青白色。有光泽、光滑或凸凹不平。质坚硬，重如石。剖面呈灰白色，有同心层纹，俗称"涡纹"，偶有灰黑色致密纹理，中心常见异物。剖开后气臭、味淡且微咸。以色青白、外表有光泽、润滑如玉、有细草纹、质坚硬、断面涡纹细微者为佳。

280. 麝香 Moschus

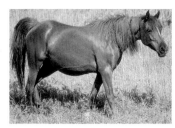

林麝

药材基原 为鹿科动物林麝 Moschus berezovskii Flerov、马麝 Moschus sifanicus Przewalski 及原麝 Moschus moschiferus Linnaeus 成熟雄体香囊中的干燥分泌物。主产于四川、西藏、云南、内蒙古等地。野生麝多在冬季至次年春季猎取，捕获后，立即割取香囊，阴干，习称"毛壳麝香"；除去囊壳，取囊中分泌物，习称"麝香仁"。

药用品名 麝香。

药用要点 麝香：开窍醒神，活血痛经，消肿止痛。

用量：0.03~0.1g。

禁忌：孕妇禁用。

附注 野生麝为国家保护动物，不可猎取。但人工养殖多见。

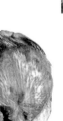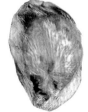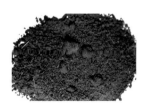

毛壳麝香　　　　　　药材及麝香仁（四川）　　　　麝香仁

鉴别要点

　　● **药材** 扁圆形或类椭圆形的囊状体。开口面的皮革质，棕褐色，略平，密生白色或灰棕色短毛，从两侧围绕中心排列，中央有一小囊孔；另一面为棕褐色略带紫色的皮膜，微皱缩，偶显肌肉纤维，略有弹性。有特异香气。以饱满、皮薄、捏之有弹性、香气浓烈者为佳。● **麝香仁 野生品**：质柔，油润，疏松；其中呈不规则圆球形或颗粒状者习称"当门子"，表面多呈紫黑色，微有麻纹，油润光亮；粉末状者多呈棕褐色或黄棕色。气香浓烈而特异，味微辣、微苦带咸。**饲养品**：呈颗粒状、短条形或不规则团块，紫黑色或深棕色，表面不平，显油性，微有光泽。以当门子多，颗粒色紫黑，粉末色棕褐，质柔润，香气浓烈者为佳。

281. 鹿茸 Cornu Cervi Pantotrichum

药材基原 为鹿科动物梅花鹿 *Cervus nippon* Temminck 或马鹿 *Cervus elaphus* Linnaeus 的雄鹿未骨化密生茸毛的幼角。前者习称"花鹿茸"，主产于东北；后者习称 "马鹿茸"，产于东北地区者称"东马鹿茸"，产于西北地区者称"西马鹿茸"。

药用品名 鹿茸。

药用要点 鹿茸：壮肾阳，益精血，强筋骨，调冲任，托疮毒。
用量：1~2g。
禁忌：阴虚阳亢者忌服，凡发热者均当忌服。

附注 市场上亦有驯鹿茸等品种。

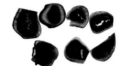
鹿茸骨片

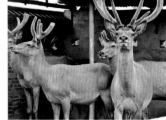
马鹿

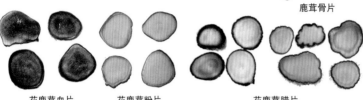
花鹿茸血片　　花鹿茸粉片　　花鹿茸腊片

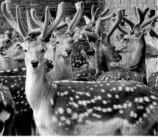
梅花鹿

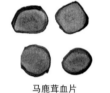
马鹿茸血片

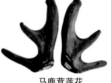
马鹿茸莲花　　东马鹿茸三岔

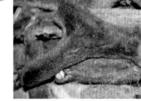
驯鹿茸

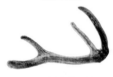
西马鹿茸三岔

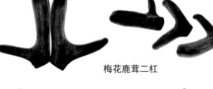
梅花鹿茸二杠

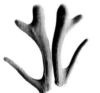
梅花鹿茸三岔

梅花鹿茸等外品

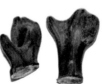
梅花鹿再生茸

梅花鹿砍茸

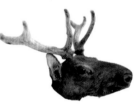
马鹿砍茸

鉴别要点

● **药材** （1）**花鹿茸** 圆柱状分枝。多有1~2分枝。有一个分枝者习称"二杠"，主枝习称 "大挺"；有二个分枝者习称"三岔"。外皮红棕色或棕色，多光润，表面密生红黄色或棕黄色 细茸毛，上端较密，下端较疏；分岔间有1条灰黑色筋脉，皮茸紧贴锯口黄白色，外围无骨质，中 部密布细孔。体轻，气微腥，味微咸。**二茬茸**：主枝长而不圆或下粗上细。体较重。**砍茸**：为带 头骨的茸。（2）**马鹿茸** 较花鹿茸粗大，分枝较多，侧枝1个者习称"单门"，2个者习称"莲花"， 3个者习称"三岔"，4个者习称"四岔"或更多。按产地分为"东马鹿茸"和"西马鹿茸"。**东马 鹿茸**："单门"外皮灰黑色，茸毛灰褐色或灰黄色，锯口面外皮较厚，灰黑色，中部密布细孔，质 嫩。"莲花"下部有棱筋，锯口面蜂窝状小孔稍大。"三岔"皮色深，质较老。"四岔"茸毛粗而 稀，大挺下部有棱筋及疙瘩，分枝顶端多无毛，习称"捻头"。**西马鹿茸**：大挺多不圆，顶端圆扁 不一，分枝较长且弯曲；表面有棱，多抽缩干瘪，茸毛粗长，灰色或黑灰色；锯口色较深，常见骨 质。均以茸形粗壮、饱满、皮毛完整、质嫩、油润、无骨棱或骨钉者为佳。● **鹿茸片 花鹿茸片**： 角尖称"蜡片"，黄白色，半透明，外围无骨质，质坚韧；其他部分称"粉片"、"血片"或"老角 片"、"骨片"等。**马鹿茸片**："血片"、"蜡片"表面灰黑色，中央米黄色，半透明，微显光泽，质坚 韧。"粉片"（老化）、"老角片"无或略有骨质。● **鹿茸粉** 灰白色或米黄色。

282. 牛黄 Calculus Bovis

药材基原 为牛科动物牛 *Bos taurus domesticus* Gmelin 干燥的胆结石。习称"天然牛黄"，分为胆黄和管黄两种。主产于西北、华北、东北、西南等地区。
药用品名 牛黄。
药用要点 牛黄：清心，豁痰，开窍，凉肝，息风，解毒。
用量：0.15~0.35g。
禁忌：非实热证不宜用，孕妇慎用。《本草经疏》载：伤乳作泻，脾胃虚寒者不当用。《品汇精要》载：妊妇勿服。
附注 人工牛黄（Bovis Calculus Artifactus）：由牛胆粉、胆酸、猪去氧胆酸、牛磺酸、胆红素、胆固醇、微量元素等制成。为黄色疏松粉末。味苦、微甜。
体外培育牛黄（Bovis Calculus Sativus）：本品以牛科动物牛的新鲜胆汁作母液，加入复合胆红素钙、胆酸、去氧胆酸等制成。呈球形或类球形，表面黄红色至棕黄色。

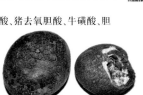
胆黄

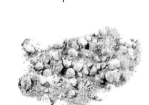
人工牛黄

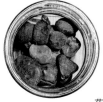
药材

示乌金衣

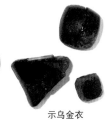

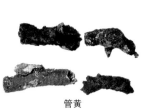
管黄

鉴别要点

药材 胆黄：呈卵形、类球形、三角形或四方形。黄红色至棕黄色，有的表面挂有一层黑色光亮的薄膜，习称"乌金衣"。表面粗糙，有疣状突起，有的有龟裂纹。体轻，质酥脆，易分层剥落。断面金黄色，可见细密的同心层纹，有的夹有白心。气清香，味苦而后甜，有清凉感，嚼之易碎，不粘牙。**管黄**：呈管状，表面不平或有横曲纹，或为破碎的小片。表面红棕色或棕褐色，有裂纹及小突起；断面有较少的层纹，有的中空，色较深。以完整、色棕黄、质酥脆、断面层纹清晰而细腻者为佳。

---

283. 羚羊角 Cornu Saigae Tataricae

药材基原 为牛科动物赛加羚羊 *Saiga tatarica* Linnaeus 的角。主产于俄罗斯。
药用品名 羚羊角。
药用要点 羚羊角：平肝息风，清肝明目，散血解毒。
用量：煎服，1~3g，宜单煎2小时以上。磨汁或研粉服，每次0.3~0.6g。
禁忌：脾虚慢惊者忌用。

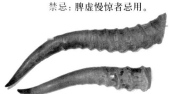

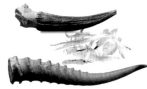
药材与羚羊角镑片

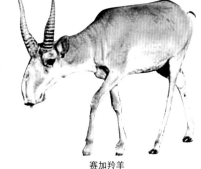
赛加羚羊

鉴别要点

● **药材** 长圆锥形，略呈弓形弯曲。表面类白色或黄白色，基部稍呈青灰色，嫩枝对光透视有"血丝"或紫黑色斑纹，角尖多为黑棕色。表面光润如玉，无裂纹，老枝则有细纵裂纹。除尖端部分外，有10~16个隆起环脊，间距约2cm，用手握之，四指正好嵌入凹处，习称"合把"。角的基部锯口类圆形，内有坚硬质重的角柱，习称"骨塞"。全角呈半透明，对光透视，上半段中央有一条隐约可辨的细孔道直通角尖，习称"通天眼"。以质嫩、色白、光润、内含红色斑纹、无裂纹者为佳。
● **羚羊角镑片** 类圆形或纵向薄片，类白色或黄白色，半透明。以多折曲，白色半透明，纹丝直而微呈波状，质坚硬，不易拉断者为佳。● **羚羊角粉** 类白色细粉。

三、矿物类药材及饮片

284. 朱砂 Cinnabaris

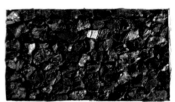

镜面砂

药材基原 为硫化物类矿物辰砂族辰砂。主含硫化汞(HgS)。主产于湖南、贵州、四川等地。以湖南辰州(今沅陵)产的最佳,故得"辰砂"之名。

药用品名 朱砂。

药用要点 朱砂:清心镇惊,安神,明目,解毒。

用量:入丸、散剂,0.1~0.5g。外用适量。

禁忌:有毒,内服不可过量或持续服用,孕妇及肝功能不全者禁服。入药只宜生用,忌火煅。《本草从新》载:独用多用,令人呆闷。

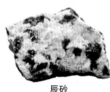

辰砂

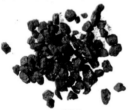

豆瓣砂

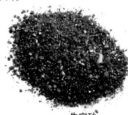

朱宝砂

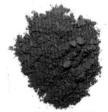

(水飞)朱砂粉

鉴别要点

● **药材** 呈大小不一的块片状、颗粒状或粉末状。鲜红色或暗红色,有光泽。体重,质脆。条痕红色。其中呈细小颗粒状或粉末状,色红明亮,触之不染手者,习称"朱宝砂";呈不规则板片状、斜方形或长条形,大小厚薄不一,边缘不整齐,色红而鲜艳,光亮如镜面微透明,质较脆者,习称"镜面砂";呈粒状,方圆形或多角形,色暗红或呈灰褐色,质坚,不易碎者,习称"豆瓣砂"。以色红鲜艳、有光泽、质脆者为佳。● **朱砂粉** 朱红色极细粉末。

285. 雄黄 Realgar

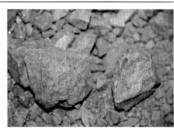

药材

药材基原 为硫化物矿物类雄黄族雄黄。主产于湖南、贵州、云南等地。

药用品名 雄黄。

药用要点 雄黄:解毒,杀虫。

用量:0.05~0.1g。

禁忌:内服宜慎,不可久服。外用不宜大面积涂擦及长期持续使用。孕妇禁用。切忌火煅。

附注 雌黄与雄黄共生。

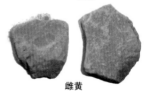

雌黄

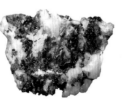

雄黄矿物与雌黄、方解石共生

雄黄粉

鉴别要点

药材 块状或粒状集合体,呈不规则块状。深红色或橙红色,条痕淡橘红色,晶面有金刚石样光泽。微有特异的臭气,味淡。以色红、块大、质松脆、有光泽者为佳。

286. 石膏 Fibrosum Gypsum

药材基原 为硫酸盐类矿物硬石膏族石膏。主产于湖北等地。
药用品名 生石膏、煅石膏。
药用要点 生石膏:清热泻火,除烦止渴。
煅石膏:敛疮生肌,收湿,止血。
用量:15~60g。
禁忌:脾胃虚寒及阴虚内热者忌用。

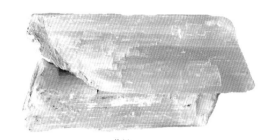

药材

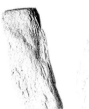 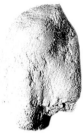 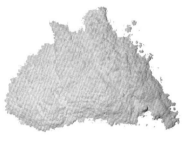 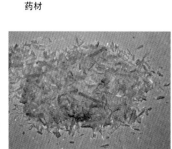

煅石膏　　　　　　　石膏粉　　　　　　　石膏碎块

鉴别要点

● **药材** 为纤维状的集合体,呈长块状、板块状或不规则块状。白色、灰白色或淡黄色,有的半透明。以色白、块大、质松脆、纵断面如丝、无夹层者为佳。● **煅石膏** 白色的粉末或酥松块状物。表面透出微红色的光泽,不透明。

---

287. 芒硝 Sulfas Natrii

药材基原 硫酸盐类矿物芒硝族芒硝,经加工精制而成。全国大部分地区均产。
药用品名 芒硝。
药用要点 芒硝:软坚泻下,清热泻火。
用量:6~12g。
禁忌:孕妇及哺乳期妇女忌用或慎用。
附注 芒硝失水即玄明粉,为白色粉末。朴硝是未纯化的芒硝。

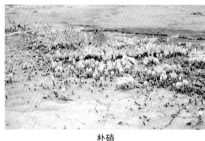

朴硝

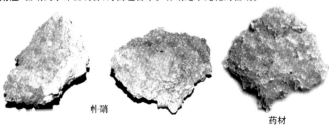

朴硝　　　　　　　　　　药材

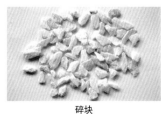 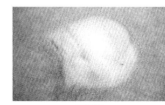 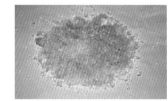

碎块　　　　　　　玄明粉　　　　　　　朴硝粉

鉴别要点

药材 为棱柱状、长方形或不规则块状及粒状。无色透明或类白色半透明。味咸。以无色,透明,呈长条棱柱结晶者为佳。

288. 自然铜 Pyritum

药材基原 硫化物类矿物黄铁矿族黄铁矿。主产于四川、广东、云南等地。

药用品名 自然铜、煅自然铜。

药用要点 煅自然铜：散瘀止痛。

用量：3~9g。

禁忌：不宜久服。凡阴虚火旺，血虚无瘀者慎用。

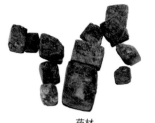

药材

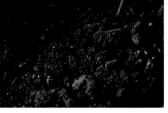

煅自然铜

鉴别要点

● **药材** 晶形多为立方体，集合体呈致密块状。亮淡黄色，有金属光泽；有的黄棕色或棕褐色，无金属光泽。有条纹，条痕绿黑色或棕红色。以块整齐，色黄而光亮，断面有金属光泽者为佳。● **煅自然铜** 表面呈黑褐色，无光泽并酥松。

---

289. 赭石 Haematitum

药材基原 为氧化物类矿物刚玉族赤铁矿。主产河北、山西、广东等地。

药用品名 生赭石、煅赭石。

药用要点 生赭石：平肝潜阳，降逆止血。

煅赭石：平肝止血。

用量：9~30g。

禁忌：孕妇慎用。

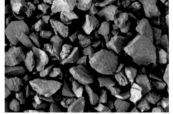

煅赭石

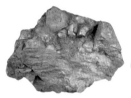

药材

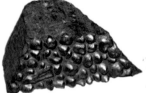

钉头赭石

赭石粉

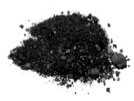

煅赭石粉

鉴别要点

● **药材** 鲕状、豆状、肾状集合体，多呈不规则的扁平块状。暗棕红色或灰黑色，条痕樱红色或红棕色，有的有金属光泽。一面多有圆形的突起，习称"钉头"，另一面与突起相对应处有同样大小的凹窝。以色棕红、断面层次明显，有"钉头"者为佳。● **煅赭石** 钉头赭石煅后乌黑色，层层脱落，无钉头者则为灰黑色。

---

290. 铅丹 Minium

药材基原 为铅加工制成的铅的氧化物（Pb_3O_4）。主产于河南、广东等地。

药用品名 铅丹。

药用要点 铅丹：拔毒生肌，杀虫止痒。

用量：0.3~0.6g，入丸散。外用适量。

禁忌：有毒，用之不当可引起铅中毒，应慎用；不可持续使用以防蓄积中毒。

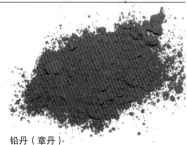

铅丹（章丹）

鉴别要点

药材 为质重的细粉，间成斜方晶系的结晶。橙黄色或橙红色光泽暗淡，不透明，用手摸之有光滑细腻感。以色橙红，细腻光滑，无粗粒，见水不成疙瘩者为佳。

291. 红粉 Oxydum Hydrargyri Rubrum

药材基原 为红氧化汞。主产天津、湖北、湖南等地。
药用品名 红粉。
药用要点 红粉：拔毒，除脓，去腐，生肌
　　　　　用量：外用适量。
　　　　　禁忌：不宜久用；孕妇禁用。

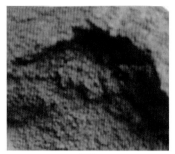

红粉

鉴别要点
　　药材 为橙红色片状或粉状结晶。片状的一面光滑略有光泽，另一面较粗糙。粉末橙色。以片状，色橙红，有光泽者为佳。

---

292. 信石 Arsenicum Sublimatum

药材基原 为天然的砷华矿石或由毒砂（硫砷铁矿 FeAsS）、雄黄加工制造而成。主产于江西、湖南、广东等地。
药用品名 信石。
药用要点 红信石、白信石：蚀疮去腐，平喘化痰，截疟。
　　　　　用量：0.01~0.03g，外用适量。
　　　　　禁忌：有大毒，用时宜慎。体虚及孕妇忌服。

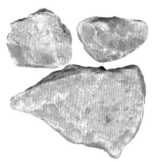

红信石

鉴别要点
　　药材 红信石（红砒）：呈不规则的块状，大小不一。粉红色，有黄色与红色彩晕，略透明或不透明，有玻璃样光泽或无光泽。以块状，色红润，有晶莹直纹，无渣滓者为佳。白信石（白砒）：为无色或白色。以块状，色白，有晶莹直纹，无渣滓者为佳。

---

293. 密陀僧 Lithargyrum

药材基原 为铅或方铅矿加工而成的粗制氧化铅。主产于湖南、广东等地。
药用品名 密陀僧。
药用要点 密陀僧：燥湿，杀虫，敛疮。
　　　　　用量：0.3~0.9g，外用适量。
　　　　　禁忌：体虚者忌服。

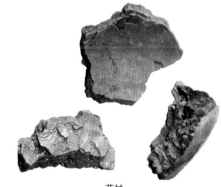

药材

矿物类药材及饮片

鉴别要点
　　药材 呈不规则的块状，大小不一。表面橙红色，镶嵌有金属光泽的小块，对光照之，闪闪发光，表面粗糙，有时一面呈橙红色而略平滑。以色黄、有光泽、内外一致、体重坚者为佳。

294. 轻粉 Calomelas

药材基原 为用升华法制成的氯化亚汞结晶。主产于湖北、天津、湖南等地。
药用品名 轻粉。
药用要点 轻粉：外用攻毒杀虫，敛疮；内服逐水通便。
用量：0.1~0.2g,1 日 1~2 次。外用适量。
禁忌：内服宜慎，且服后应漱口。体虚及孕妇忌服。

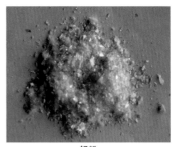

轻粉

鉴别要点
  药材 白色有光泽的鳞片状、雪花状结晶，或结晶性粉末。以片大、质轻、明亮、洁白、呈针状结晶者为佳。

---

295. 炉甘石 Calamina

药材基原 为碳酸盐类矿物方解石族菱锌矿。主产于湖南、广西、四川等地。
药用品名 煅炉甘石、制炉甘石。
药用要点 煅炉甘石：解毒明目退翳，收湿止痒敛疮。
制炉甘石：清热明目，敛疮收湿。
用量：外用适量。
禁忌：宜炮制后用。煅炉甘石所用器皿不能用铁制品，否则变成黑色。

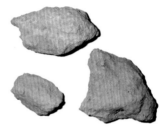
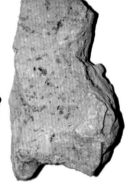

药材

鉴别要点
  ● **药材** 为块状集合体。灰白色或淡红色，表面粉性，无光泽，凹凸不平，多孔，似蜂窝状。味微涩。以体轻、质松、色白者为佳。● **煅炉甘石** 细粉状，白色或灰白色，质轻松细腻。● **制炉甘石** 细粉状，黄色或深黄色，质轻松细腻，味苦。

---

296. 寒水石 Calcitum

药材基原 南寒水石为碳酸盐类矿物方解石，主产于河南、安徽、江苏、浙江等地。北寒水石为硫酸盐类矿物石膏。主产于山西、河北等地。
药用品名 寒水石、南寒水石、北寒水石。
药用要点 南寒水石：清热降火，除烦止渴。
北寒水石：清热降火，利窍消肿。
用量：9~15g
禁忌：脾胃虚寒者忌服。

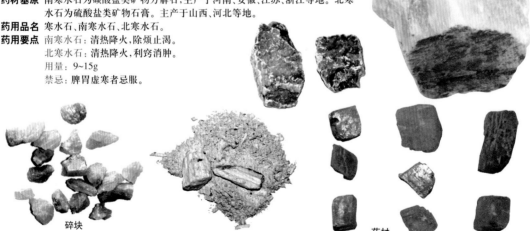

碎块   煅寒水石   药材

鉴别要点
  药材 **南寒水石**：为菱面体集合体，呈斜方扁块状或斜方柱状。白色，表面光滑，有棱，显玻璃光泽，透明至半透明。以色白，透明，玻璃光泽，易砸碎者为佳。**北寒水石**：纤维状集合体，呈扁平状或厚板状。淡红色或白色。表面凹凸不平侧面呈纵细纹理，有丝绢光泽。以粉红色，有细丝纹，有光泽者为佳。

矿物类药材及饮片

297. 滑石 Talcum

药材基原 为硅酸盐类滑石族滑石。习称"硬滑石"。主产于山东、江苏、陕西等地。
药用品名 滑石。
药用要点 滑石：利尿通淋，清热解暑，收湿敛疮。
　　　　　用法：6~12g。
　　　　　禁忌：脾虚、热病伤津及孕妇忌用。

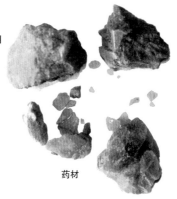

滑石块及滑石粉

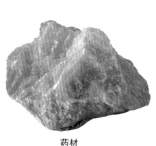

药材

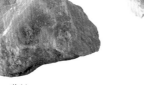

滑石矿物

鉴别要点
　　药材 为块状集合体，呈不规则的块状。白色、黄白色或淡蓝灰色，有蜡样光泽。以色白，滑润者为佳。

---

298. 胆矾 Chalcanthitum

药材基原 天然的胆矾矿石或为人工制成的含水硫酸铜。主产于云南、山西等地。或用硫酸作用于铜片、氧化铜而人工制得。
药用品名 胆矾。
药用要点 胆矾：涌吐痰涎，解毒收湿，祛腐蚀疮。
　　　　　用量：0.3~0.6g。
　　　　　禁忌：体虚者忌用。

药材

鉴别要点
　　药材 呈不规则的块状结晶体，大小不一。深蓝色或淡蓝色，微带浅绿。晶体有玻璃光泽，半透明至透明。味酸涩。以块大，深蓝色，透明者为佳。

---

299. 硫黄 Sulfur

药材基原 为自然元素类硫族自然硫或含硫矿物加工制得。主产于山西、河南、山东等地。
药用品名 硫黄。
药用要点 硫黄：外用解毒杀虫止痒，内服补火助阳通便。
　　　　　用量：1.5~3g。外用适量，研末油调涂敷患处。
　　　　　禁忌：阴虚火旺及孕妇忌服。

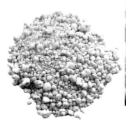

颗粒

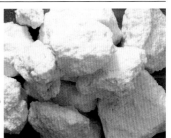

硫磺商品药材

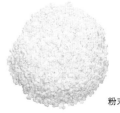

粉末

鉴别要点
　　药材 呈不规则块状。黄色或略呈绿黄色。表面不平坦，有脂肪光泽，常有多数小孔。有特异的臭气。以色黄、光亮、质松脆者为佳。

矿物类药材及饮片

300. 龙骨 Os Draconis

药材基原 为古代哺乳动物如三趾马、犀类、鹿类、牛类、象类等的骨骼化石或象类门齿的化石。主产于山西、内蒙古、陕西等地。
药用品名 生龙骨、煅龙骨。
药用要点 生龙骨：镇静安神，平肝潜阳。
煅龙骨：收敛固涩。
用量：15~30g。
禁忌：湿热积滞者不宜使用。

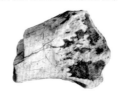

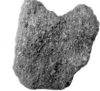

青龙骨

白龙骨

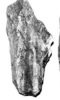

五花龙骨

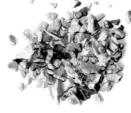

碎块

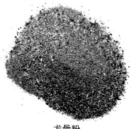

龙骨粉

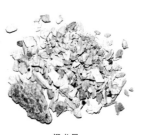

煅龙骨

鉴别要点

● **药材** 呈骨骼状或不规则块状。淡灰白色（白龙骨）或淡黄棕色（青龙骨），夹有红、白、黄、蓝、棕、黑（五花龙骨）或深浅粗细不同的纹理。表面光滑，略有光泽，有的有小裂隙。以质硬、色白、吸湿性强者为佳。其五花龙骨以体轻、质脆、分层、有蓝灰、红、棕等色的花纹，吸湿性强者为佳，一般认为以五花龙骨为优。● **煅龙骨** 龙骨煅至红透，碾碎。

---

301. 龙齿 Dens Draconis

药材基原 为龙骨原动物的牙齿化石。
药用品名 生龙齿、煅龙齿。
药用要点 生龙齿：镇惊安神，除烦热。
煅龙齿：镇惊安神，收涩。
用量：9~15g。
禁忌：畏石膏。

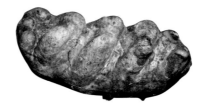
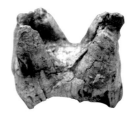

原动物牙齿化石

药材（马王堆出土）

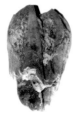

盘龙齿

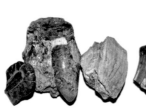

青龙齿

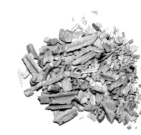

煅龙齿

鉴别要点

● **药材** 齿状或破碎的块状，分为犬齿及白齿。犬齿圆锥状，略弯曲，近尖端处中空。白齿圆柱形或方柱形，略弯曲，一端较细。表面多有深浅不同的棱。其中呈青灰色或暗棕色者，习称"青龙齿"，呈黄白色者，习称"白龙齿"，有的表面有光泽的珐琅质，质坚硬，断面粗糙，凹凸不平或有不规则的凸起棱线。以吸湿性强者为佳。● **煅龙齿** 碎块状，酥脆。

中文名索引

中文名索引

149

药材拉丁名索引

药材拉丁名索引

药材拉丁名索引